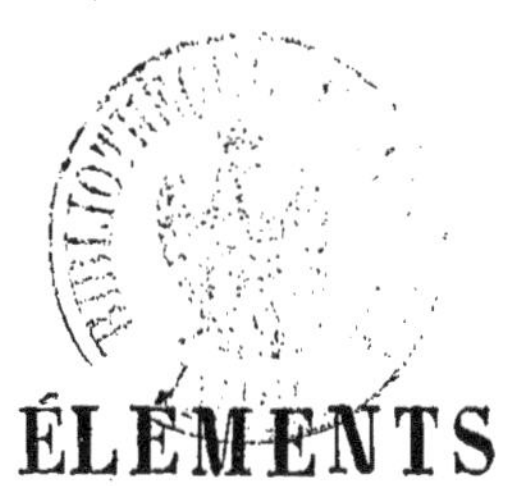

ÉLÉMENTS

DE

MÉDECINE POSITIVE

ET DE

THÉRAPEUTIQUE RATIONNELLE

ÉLÉMENTS

DE

MÉDECINE POSITIVE

ET DE

THÉRAPEUTIQUE RATIONNELLE

PAR

LE Dʀ DROUAULT

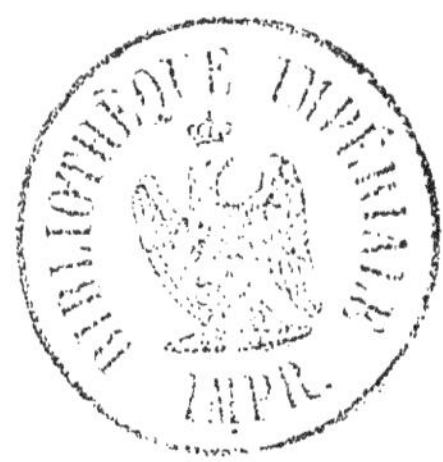

Quæ fundata sunt in naturâ crescunt et perficiuntur ; quæ verò in opinione variantur et non augentur.

BAGLIVI.

———

PARIS

CHEZ GERMER BAILLIÈRE, LIBRAIRE

17, RUE DE L'ÉCOLE-DE-MÉDECINE, 17

ET CHEZ L'AUTEUR

Boulevard Malesherbes, 17

1867

AU LECTEUR

Cet ouvrage n'est qu'un simple exposé de principes. Nous leur donnerons les développements convenables dans une publication périodique.

Notre but est d'établir que si la médecine a été égarée jusqu'à ce jour par des théories qui n'ont eu pour résultat que de jeter le trouble dans les

idées et la confusion dans la pratique, elle n'en est
pas moins, en elle-même, une science aussi positive
que toute autre de celles qui en méritent le nom ;
il suffit qu'elle soit désormais fondée sur des principes et non sur de vaines suppositions ou systèmes.

La seule voie qui puisse conduire encore aujourd'hui chacun à la connaissance des vérités,
c'est l'histoire de la médecine comprise dans l'histoire de la civilisation ; mais à côté il est une
autre voie qui est obligatoire , c'est l'enseignement dit officiel ; et quand même on posséderait et les
enseignements de l'histoire et ceux de la science officielle, on n'aurait encore sous les yeux que des ma-
tériaux informes qu'il a été impossible de réunir, de
mettre en ordre, parce qu'il a été impossible de
rattacher les connaissances acquises à un fait principe dont, pour satisfaire à la fois et la raison et la
conscience individuelle, elles ne doivent être que la
déduction, la conséquence.

Après la Renaissance, les querelles du clergé at-
tirèrent l'attention générale sur les idées religieuses
et engendrèrent la liberté de penser. Le même mou-

vement s'opère aujourd'hui dans les esprits à l'égard des idées médicales, par suite des divisions de ceux qui sont chargés de l'enseignement. Ce dont on sent la nécessité, ce qu'on réclame de toute part, c'est une doctrine à laquelle les maîtres les premiers et les médecins à leur suite puissent enfin se rattacher.

Or, la Faculté de médecine de Paris, composée d'individualités honorables et savantes, en butte à des attaques incessantes ; qu'on accuse d'impuissance ; de n'avoir ni doctrine, ni principes, ni méthode ; de s'asthénier chaque jour davantage dans l'indifférence, la confusion et l'anarchie, forme avec les Académies des sciences et de médecine ce qu'on appelle des corps savants, et les corps savants sont, on le sait, plus par la nature des institutions sans doute que par celle des hommes, rebelles à toute innovation et réfractaires à tout progrès.

Ce n'est donc que de l'initiative individuelle que la science médicale peut recevoir le mouvement et la vie ; aussi, sans nous préoccuper des institutions ni des hommes, nous livrons ces appréciations au lec-

teur, afin qu'elles puissent un jour contribuer à l'é-
dification d'une doctrine plus en harmonie avec le
progrès général des idées saines dans la société actuelle.

ÉLÉMENTS

DE

MÉDECINE POSITIVE

PREMIÈRE PARTIE.

CHAPITRE PREMIER.

Des Causes de l'Impuissance de l'Art de guérir.

> *Quæ fundata sunt in naturâ crescunt
> et perficiuntur, quæ verò in opinione
> variantur et non augentur.* (Baglivi.)

S'il est vrai que la médecine n'est pas plus avancée de nos jours dans la guérison des maladies que du temps de cet Hippocrate que l'on considère comme le père et le créateur de l'art de guérir ; s'il est vrai que de tout temps comme aujourd'hui les médecins ont été divisés d'opinions sur les maladies, sur les causes des maladies, ainsi que sur les moyens de les guérir ; s'il est vrai que les progrès imprimés à diverses des branches accessoires de la médecine n'ont profité en rien à la guérison des

maladies...., il est important de signaler les causes
de l'impuissance traditionnelle de la médecine et
de dire comment d'une science positive d'après les
principes qui devraient la guider, on n'a fait, pour
les avoir méconnus , qu'un chaos de connaissances
stériles, pour ne pas dire plus.

Si la médecine est regardée comme une science
conjecturale, c'est qu'elle a été toujours mal comprise et mal définie. C'est encore que les médecins
comme le populaire ont toujours espéré plus qu'elle
ne peut faire et exigé d'elle plus qu'elle ne peut
donner; c'est surtout parce que ceux qui ont dominé
n'ont procédé que par suppositions ou systèmes
pour arriver à la connaissance des vérités et que les
systèmes n'ont eu pour effet que de propager les
erreurs ; aussi le petit nombre de ceux qui pensent,
dégoûtés des théories des anciens et des modernes,
se renferment dans l'observation des lois naturelles,
qu'ils mettent à la place des principes, parce qu'ils
désespèrent de les trouver.

On considère la médecine comme la science des
maladies et des moyens de les guérir ; ainsi comprise, la médecine n'est pas une science. Une science
est un ensemble de connaissances déduites d'un principe. Pour qu'une science en mérite le nom (*scientia*,
de *scire*, savoir) il faut, non-seulement qu'elle soit
fondée sur un principe , mais il faut encore que
ce principe soit un fait évident. Il faut que chacun
puisse se faire une idée nette et du principe et de
ses conséquences ; il faut surtout que les mots dont

on se sert pour exprimer les idées en donnent une notion claire et bien déterminée à l'esprit : or la science de la médecine étant fondée sur les maladies, sur la connaissance des maladies, il est impossible de se faire une idée exacte de la chose qu'exprime le mot maladie, impossible de saisir nettement par la pensée cet ensemble de causes et d'effets divers et successifs compris sous le nom collectif de maladie, d'où il suit que le principe sur lequel est fondée la science de la médecine étant obscur, indéterminé, erroné enfin, on n'a pu en tirer que des conséquences ou connaissances erronées.

Ainsi, la médecine ne s'est appuyée depuis son origine que sur des théories imaginaires, des doctrines impossibles et tous ceux qui se sont donné ou qui ont reçu mission d'enseigner se sont égarés dès le premier pas; tous, au lieu d'ouvrir seulement les yeux sur les phénomènes qui se passent en nous comme autour de nous; au lieu de lire simplement ce qui est écrit dans le livre de la nature; au lieu de remonter sagement des faits connus à ceux qui les produisent et successivement jusqu'à la cause première, et de s'arrêter là ou s'arrêtent la raison et la conscience humaine; tous, au lieu de reconnaître qu'il y a des bornes à l'intelligence de l'homme et que les yeux de l'esprit comme ceux du corps n'ont qu'une certaine portée... tous, prêtres, philosophes, médecins se sont mis d'abord à la poursuite de la connaissance absolue de la cause première des choses, ont cherché avant tout à la pénétrer dans son essence, dans sa nature, dans sa forme, dans ses attributs, dans ses desseins, dans son but, et tous se sont perdus dans les rêves et les extravagances de l'imagination en délire.

C'est ainsi que les prêtres, qui furent les premiers médecins, personnifiant la cause première et universelle, firent de leurs dieux la cause des maladies; c'est ainsi que les philosophes après eux, attribuant les maladies à des causes naturelles, firent de l'eau les uns, du feu, de l'air les autres, la cause première des choses et par suite la cause des maladies. Enfin c'est ainsi que les médecins à leur suite, dominés d'un côté par les préjugés populaire et de l'autre par les suppositions philosophiques, se constituèrent en corps de doctrines sous les noms de naturistes, de dogmatistes, de méthodistes, d'empiriques, d'éclectiques, de pneumatistes, de méthodistes, de fluidistes, de solidistes, d'anatomistes, de physiologistes, d'animistes, d'humoristes, etc., etc. *Indè mali labes!*

Si l'on jugeait de la médecine par les révolutions que la science a subies et les déceptions qu'elle a traînées à sa suite, on serait porté à croire qu'elle n'est qu'une utopie. Il est, en effet, une considération entre toutes qui doit prémunir chacun contre les prétentions de la scolastique telle qu'elle s'est continuée jusqu'à ce jour, c'est qu'après plus de trois mille ans, la science médicale a complétement échoué avant d'approcher même du but qu'elle se propose et que, sous le rapport des moyens propres à procurer la guérison des maladies, elle est tombée si bas dans l'esprit de ceux qui la cultivent, comme dans l'esprit du public, que, de toutes les sciences, elle est la seule que chacun peut, avec un semblant de raison, croire connaître, sans l'avoir étudiée, aussi bien que ceux qui la pratiquent : car pour les uns comme pour les autres, elle se résume dans la poursuite imaginaire ou la fabrication impossible de remèdes propres à procurer mystérieusement la guérison des maladies!

Ceux qui ont entrepris de corriger la science n'ont fait que substituer une hypothèse, un système à celui qui était momentanément en faveur : ceux qui ont compris la nécessité d'une réforme complète de la médecine ont reculé devant ce mot... Maladie : ceux enfin qui se sont attaqués à la nomenclature médicale, ce ridicule amas de mots sans idées, empruntés à tous les temps, à toutes les ignorances, à toutes les superstitions, n'ont même pas compris que pour pouvoir corriger les mots il faut corriger les idées auparavant.

On a des notions si fausses des maladies qu'on leur donne des noms impossibles, non pas un nom, mais différents noms à chacune. On compte plus de trois mille maladies et plus de cent espèces de fièvres. On désigne les maladies d'après leurs causes supposées, d'après les phénomènes ou symptômes qui les accompagnent, d'après les désordres qu'elles occasionnent, les détritus qu'elles laissent après elles; on leur donne des noms fabuleux, des noms d'hommes, des noms d'animaux, les noms des lieux où elles se produisent, etc., on les a désignées d'après la couleur de la peau : on admet des maladies générales, locales, organiques, cutanées, nerveuses, muqueuses, séreuses, pituiteuses, venteuses, cérébrales, mentales, etc.; c'est la confusion des langues, la tour de Babel dans le temple d'Épidaure...

Cherchons le fil qui doit nous aider à sortir de ce labyrinthe.

L'homme, dans la carrière obligée de la vie, est sans cesse dominé, dirigé par deux sortes d'impressions ou sensations : les unes soudaines, irréfléchies, qu'on appelle les instincts, les sentiments, les besoins ; les autres comparées, réfléchies, qu'on appelle les idées. La raison est la faculté de comparer et de juger les idées, la conscience est l'approbation instinctive des jugements de la raison. Tels sont les moyens qui sont donnés à chacun pour se diriger vers la connaissance des vérités, c'est-à-dire vers l'appréciation des faits qu'il a besoin de connaître et qui, par rapport à l'individu, sont dans l'ordre et le but des lois naturelles. Pour pouvoir se servir de ces moyens à l'égard de la connaissance de l'homme, de ce qu'il est, de ce qu'il peut être, il faut procéder autrement qu'on n'a fait généralement jusqu'à ce jour. Il faut rompre complétement avec le passé.

Jusqu'au dix-huitième siècle la scolastique ou la science n'a raisonné que de par Aristote et par forme de syllogisme, comme cela se pratique encore aujourd'hui en Sorbonne. On cherchait la vérité dans les textes et dans les coutumes ; mais non dans la raison et la morale universelle. Les maîtres *partaient* d'une majeure et au moyen d'une série de syllogismes ils prétendaient prouver toutes leurs doctrines, toutes leurs vérités.

[Le combat finissait, faute de combattants !

Ainsi l'autorité du dogme, l'autorité du maître s'était substituée à l'autorité de la raison, l'αυτὸσ εφὴ, le maître l'a dit, tenait lieu de preuves..... Bacon le premier fit comprendre que le principe d'autorité était illusoire dans les sciences qui ne relèvent que des faits, et que ce n'est que par l'induction, c'est-à-dire en passant d'un ensemble de faits particuliers à une loi ou règle qui les comprend tous et en les résumant en propositions générales que les sciences peuvent faire des progrès. Après lui, Newton, Galilée, Descartes, etc., etc., etc., déchirèrent complétement le voile dont se couvrait l'autorité en matière de sciences et ouvrirent ainsi la voie à l'émancipation de la raison individuelle appelée à devenir la raison universelle.

Il faut donc enfin procéder à l'égard de la science de la médecine, comme on a fait à l'égard des sciences positives et industrielles auxquelles la conquête de la liberté de penser et d'agir a communiqué, dans ces derniers temps surtout, une si puissante et si féconde impulsion. Il faut proclamer le dogme du libre examen et l'émancipation complète, absolue de la raison individuelle, énervée, abrutie

depuis tant de siècles sous le joug de l'obéissance
passive à la parole du maître ; il faut que chacun,
à l'âge où l'on étudie la médecine, commence à se
défier, instruit par le passé, des leçons de ses maîtres; que, hors de leur tutelle, il refasse son instruc-
tion par lui-même; qu'il renonce à toutes les idées
qu'on lui a suggérées, à toutes les notions qu'il a
acceptées sans réflexion (Bacon), pour ne plus admettre que des notions justes , des faits ou des vérités
évidentes (Descartes). De plus, il faut que chacun
cherche à se faire des idées nettes des choses, afin
de pouvoir les exprimer par des mots qui les repré-
sentent toujours les mêmes à l'esprit. Afin de ne
pas « se perdre, dit Locke, dans ce chaos de notions
» incomplètes que le hasard nous a offertes sans
» ordre, et que nous avons reçues sans réflexion,
» il faut qu'une analyse exacte des idées les réduise
» successivement à des idées plus immédiates dans
» leur origine ou plus simples dans leur composi-
» tion. En attachant un mot à chaque idée après
» l'avoir analysée et circonscrite, nous parvenons à
» nous la rappeler constamment la même, c'est-à-dire
» toujours renfermée dans les mêmes limites et par
» conséquent à pouvoir l'employer dans une suite
» de raisonnements sans jamais risquer de nous
» égarer ; au contraire , si les mots ne répondent
» pas à une idée bien déterminée, ils peuvent suc-
» cessivement en réveiller de différentes dans un
» même esprit, et telle est la source la plus fréquente
» de nos erreurs ! »

C'est cette méthode, la seule qui puisse satisfaire les esprits sérieux, qu'il faut suivre, non pas pour atteindre à la vérité absolue et première, mais pour parvenir à la connaissance des vérités relatives à chacun comme à tous; et bien que certaines traditions pythagoriciennes soient encore en pratique dans certaines écoles, d'après lesquelles les maîtres font appel à la raison de chacun afin de lui persuader qu'il ne doit pas croire à sa raison, il n'est pas moins évident que s'il faut, en matière de sciences, s'en rapporter plutôt à la raison du maître qu'à sa propre raison, comme le maître n'a pour éviter de se tromper d'autres moyens que ceux qui sont naturellement à la disposition de chacun, il est encore plus sûr et plus logique de se tromper soi-même de bonne foi dans les questions qui ne comportent pas les caractères de l'évidence, que de se laisser tromper par un autre : au reste, tout ce que les maîtres expliquent quand on ne peut les comprendre, c'est qu'ils ne se comprennent pas eux-mêmes! Il faut surtout bien déterminer la nature des vérités que l'esprit humain peut admettre et des objets qu'il peut embrasser; car bien que le désir de connaître soit toujours insatisfait, on est forcé cependant de reconnaître qu'il a des bornes, et c'est là qu'il faut savoir s'arrêter. Tels sont les moyens d'arriver à la connaissance de ces rapports qui lient l'individu comme tous les êtres dans l'univers et qu'on appelle des lois naturelles.

C'est par la raison d'accord avec la conscience

que chacun doit être sans cesse attentif à se diriger pour parvenir au but auquel il est destiné ; car, bien qu'il doive se soumettre aux lois de la société, chacun, en fait, ne relève que de sa raison et de sa conscience. Or ce but, cet unique but est, aux yeux du médecin, est POUR LE MÉDECIN, la conservation de l'individu par la satisfaction naturelle, légitime, impérieuse, irrésistible même de ses besoins. En effet, le médecin ne s'occupe que de l'homme physique et physiologique d'où résulte l'homme intellectuel et moral selon les modifications que l'éducation ou la civilisation lui imprime dans toute société (association). Il s'occupe du *présent* et non des faits qui se produisent *post obitum.*

L'homme, l'individu est un tout composé de deux ordres d'organes, les uns destinés à le mettre en rapport avec les agents et les objets extérieurs, les autres destinés à le mettre en rapport avec lui-même, avec ses besoins dans le but, l'unique but de sa propre conservation. Le médecin comprend ainsi l'individu dans ses différents modes d'existence, dans les diverses influences qui agissent en lui et sur lui, et la médecine se résume, non pas dans la connaissance de l'homme en général, mais dans la connaissance de l'individu, de sa nature, de sa constitution et de son tempérament. C'est pour n'avoir pas compris ces principes qu'on a de tout temps rapetissé la médecine au point de la considérer comme la science des maladies. C'est parce qu'ils se sont toujours attaqués aux maladies et non à l'individu malade que les médecins ont vainement cherché à les connaître, à les expliquer, à les soumettre à des idées préconçues, qu'ils les ont considérées comme des entités ou comme des êtres parasites ou des agents indéterminés qui se jettent parfois sur les peuples comme sur les individus pour les détruire; c'est ainsi que tous ceux qui ont enseigné ont fait des maladies l'unique objet de leurs études et le principe fondamental de toutes leurs connaissances.

Cependant s'il est vrai que la santé, que cet état qui résulte de l'exercice régulier des fonctions des diverses parties de l'économie qu'on nomme la santé, est l'ordre dans le but des lois de la nature ; s'il est vrai que la maladie n'est que le désordre par suite de l'imperfection des lois naturelles; si la maladie n'est qu'un accident dans le cours de la santé; si cet accident, qui consiste dans le trouble de la santé, c'est-à-dire dans le trouble des fonctions régulières se dissipe naturellement souvent et laisse le malade revenir à la santé; si le désordre suppose l'ordre en un mot.., il est évident qu'il faut avant tout connaître la santé, les causes qui font ou entretiennent la santé, pour pouvoir arriver à la connaissance des causes accidentelles qui occasionnent le trouble ou l'altération de la santé, des causes des maladies... Que signifie, en effet, le mot maladie, de mal, douleur! parce que cet état est presque toujours accompagné de la douleur? Le mot maladie n'offre à l'esprit qu'une idée abstraite, confuse et

négative ; il n'a de valeur que par opposition au mot
santé. Tout le monde sent et sait ce que c'est que
la santé ; personne au contraire ne peut se faire une
idée exacte de cet ensemble de phénomènes compris sous le nom de maladie. C'est donc sur la santé
qu'il fallait dès l'origine de la médecine et qu'il faut
désormais établir les fondements de la science : car
ce n'est pas, comme on le croit, la maladie qui, être
ou agent incompris, indéterminé, trouble la santé,
c'est au contraire la santé troublée qui constitue cet
état qu'on désigne sous le nom de maladie. Substituez au mot maladie l'expression trouble de la santé,
altération de la santé, et la maladie disparaît avec le
mot. Il suffit de mettre en application les moyens propres à faire se reproduire les phénomènes nécessaires
au rétablissement, au retour de la santé pour procurer, sans s'en occuper, la guérison de la maladie.

Le médecin qui a pour but, non pas de combattre, de détruire telle ou telle maladie, mais de procurer le travail naturel nécessaire au rétablissement de la santé, ce médecin peut savoir ce qu'il
fait et pourquoi toujours il le fait, il est dans l'ordre
et le but des lois naturelles qui tendent sans cesse à
la conservation de l'individu. C'est ce qu'on appelle
faire usage de la raison. Le médecin au contraire
qui, pour obéir à une théorie, met en application
tel ou tel médicament pour combattre telle ou telle
maladie, celui-là ne peut savoir ni ce qu'il fait ni
pourquoi il le fait, il est en dehors des voies naturelles. Le merveilleux est sa raison !

On ne doit donc pas s'étonner qu'il ait été impossible à ceux qui ont excogité les diverses théories qui se sont succédé jusqu'à ce jour de dire même ce que c'est que la maladie et d'en donner une définition propre à se concilier les suffrages. La maladie, selon Hippocrate, consiste dans la prédominance du sang, de la pituite, de la bile jaune ou de la bile noire (Hipp., *De natura hominis*); selon Platon, c'est le désordre; selon Galien, la maladie consiste dans l'altération des humeurs; selon les chimiâtres, dans l'altération des sels; selon les solidistes, dans l'altération des solides : dans l'altération des fluides, selon les fluidistes; selon les mécaniciens, dans un obstacle au cours du sang; dans le *strictum* et le *laxum*, dans l'influence de l'électricité, dans l'irritation, dans l'inflammation, dans le désaccord du principe vital, etc., etc. *Tot capita, tot sensus !*

D'aucuns, parmi ceux qui ont enseigné, ont tourné la difficulté en disant : tout le monde sait ce que c'est que la maladie; mais il n'est pas possible d'en donner une définition exacte... Il n'est pas vrai que tout le monde sait ce que c'est que la maladie, et c'est précisément parce qu'il est impossible de s'en faire une idée, une notion exacte qu'il est impossible d'en donner une définition; il est vrai que tout le monde sent le mal, la douleur; mais il n'est pas vrai que tout le monde sait ce que c'est que la douleur, et la preuve est qu'on ne peut en donner un idée exacte qu'en disant que la douleur consiste dans l'exagération de la sensibilité naturelle.

En quoi consiste cet état qu'on désigne par le nom de maladie? Il consiste uniquement dans l'exagération, la diminution ou l'altération des causes de la santé.

Si l'on ne savait, par l'expérience, avec quelle facilité les mots vides de sens, les équivoques, les préjugés scientifiques, peuvent égarer les meilleurs esprits, on ne pourrait croire que pendant des siècles les médecins se sont attaqués exclusivement aux maladies, sans qu'il soit venu à la pensée de personne de suspecter la réalité de la chose dont le nom ne peut donner aucune satisfaction à la raison.

Ainsi, la médecine n'est pas la science des maladies. La médecine est la science de l'homme, la science de l'individu, considéré dans ses rapports avec les agents et les objets extérieurs et dans ses rapports avec lui-même dans le but de sa propre conservation. La médecine, ainsi comprise, embrasse toutes les sciences réelles, utiles et positives.

L'homme est un être plus perfectible sous certains rapports que tout autre, un animal plus intelligent à certains égards : *animal mentis capaciùs altæ !* D'autres l'ont défini, pour l'accommoder à leurs systèmes, un composé de sang, de bile et de pituite : un œuf qui se cloisonne ; un assemblage de sels ; une machine à vivre ; un appareil à brûler de l'oxygène ; un mammifère de l'ordre des primates ; un animal raisonnable ; une intelligence servie par des organes ; une image de Dieu......

Finxit in effigiem moderantum cuncta deorum!

L'homme, comme tout être dans l'univers, est sous la dépendance première, suprême, absolue des lois naturelles ; ces lois président *seules* à sa genèse, à son organisation, à son développement, à sa naissance, à sa vie et à sa mort. Les lois naturelles ont suffi pendant des siècles à la famille, aux peuples, aux individus pour l'accomplissement du but providentiel, c'est-à-dire pour la conservation indéfinie de l'espèce par la conservation exceptionnelle et temporaire de l'individu. *Dura lex, sed lex!*

Afin de ne pas manquer son but, une puissance, une volonté supérieure en a pris ainsi les moyens, sacrifiant partout et toujours l'individu à la conservation de l'espèce et certaines espèces à la conservation d'autres espèces..... Pour pouvoir acquérir, dans l'état actuel de la civilisation, des notions exactes sur l'homme, à commencer par l'individu, il faut le considérer avant tout sous la pression des lois naturelles, en dehors des lois religieuses, sociales, politiques, etc. Si vous étudiez l'homme en dehors des lois naturelles à l'égard desquelles seules tous peuples et individus se réunissent dans un consentement unanime, toute notion est erronée, toute morale est confondue, toute logique est impossible : toute notion est erronée, parce que vous

substituez aux lois suprêmes, aux lois naturelles,
des lois dont l'accord est impossible avec elles;
toute morale est confondue, parce que la morale
selon les lois religieuses, sociales, politiques, n'est
pas la même que la morale selon les lois naturelles;
toute logique est impossible, parce que le principe et
le but des lois religieuses, morales et politiques
n'étant pas les mêmes, ne peuvent s'accorder avec
le principe et le but des lois naturelles et que de
principes différents on ne peut tirer que des conséquences contraires : une intelligence supérieure a
fait les lois naturelles pour un but ; les hommes, au
lieu de se perfectionner en s'y conformant autant
que possible, ont fait les autres ; la logique est
inexorable !

Il faut donc pour pouvoir acquérir des notions
exactes sur l'homme, sur ce qu'il est, sur ce qu'il
peut être, sur ce qu'il doit être, le considérer sous
l'action des lois naturelles, sauf à tenir compte des
modifications que les lois de la civilisation lui impri-
ment; mais c'est une illusion de chercher à faire
accorder les unes avec les autres.

Comment faut-il comprendre le corps humain,
l'organisation du corps humain? La matière (on
donne le nom de matière à tout ce qui fait impression sur nos sens) qui le compose est-elle inerte,
passive par elle-même ou doit-elle les propriétés
qu'elle manifeste à nos yeux, à nos sens, à un
agent, que les uns désignent sous les noms de force,
de pesanteur, d'affinité ou d'attraction moléculaire

et que les autres désignent par les mots âme (*anima*, ce qui anime); esprit (*spiritus*, vent, souffle); principe (*principium*, commencement); force vitale, âme, etc. Toujours est-il que les uns et les autres, matérialistes, animistes, vitalistes, etc., sont forcés de reconnaître que la matière n'est pas inerte par elle-même, n'aurait-elle pour attribut que la pesanteur sans laquelle il est impossible de la comprendre et qu'il y a nécessairement quelque chose qui meut, qui anime la matière. *Mens agitat molem!* C'est donc, puisqu'il faut lui donner un nom, une force, la force vitale comme on l'a appelée de tout temps, qui anime la matière, le corps matière; force organisatrice, conservatrice et réparatrice : pesanteur, affinité, attraction moléculaire, âme, esprit, sensibilité, vie, etc., tous ces mots ne servent qu'à exprimer des actes qui se produisent selon les formes diverses qu'affecte la matière sous la pression des lois qui la gouvernent. Il y a donc une force inconnue dans son essence, dans sa nature, dans sa forme, qui procède, avec une certaine intelligence, à la création, à l'organisation et à la conservation du corps humain, laquelle force est nécessairement et évidemment l'effet d'une cause intelligente à laquelle on a donné les noms de cause première, de nature, d'intelligence suprême, de Dieu, etc. On est donc forcé, qu'on se croie matérialiste, ou qu'on se proclame spiritualiste, d'admettre l'existence d'une cause inconnue, d'une cause intelligente en ce sens qu'elle a un but et qu'elle prend certains moyens prévus pour parvenir

sûrement à son but et sous la volonté de laquelle
la force vitale soustrait , pour un temps , la
matière à ses lois pour lui imposer des formes et lui
communiquer ainsi et par suite des propriétés nouvelles et diverses. La force vitale est donc dans
l'homme la puissance qui régit la matière, qui la
distribue en gaz, en fluides, en solides, en tissus, en
systèmes, en organes et qui dirige les fonctions de
tous et de chacun vers un but unique, la conservation de l'individu. Que la force vitale cesse d'agir,
le corps matière rentre sous l'action des lois qui le
régissaient matière auparavant; la force vitale que
devient-elle ? Elle rentre, à en juger par analogie
faute de mieux, sous les lois, c'est-à-dire dans ses
rapports avec la cause dont elle était l'effet.

Nec fas est propiùs, mortali attingere divos!

La force vitale est donc un effet qui devient un
fait, sans qu'il nous soit possible de remonter à la
connaissance de la nature de la cause qui le produit; or la force vitale, premier effet, devient cause
et produit un second effet, qui devient cause à son
tour...., et c'est ainsi que tout s'engendre, que tout
s'enchaîne dans l'ordre et le but des lois naturelles.
Sur cette microscopique planète que nous habitons,
l'intelligence d'une cause supérieure se révèle à nos
yeux, à nos sens par l'ordre vers le but, mais aussi
par le désordre dans les moyens qu'elle prend pour
arriver à son but, la conservation de l'espèce par le
sacrifice exceptionnel des individus; aussi est-il im-

possible à la raison humaine de faire accorder la personnification d'un Dieu tel que nous sommes accoutumés à le concevoir dès l'enfance, d'un être infiniment puissant, infiniment juste, etc., avec les maux immérités, inévitables, qui nous affligent et nous accablent : car enfin, ou ce Dieu a pu nous soustraire à ces maux et il ne l'a pas voulu, ou il l'a voulu et il ne l'a pas pu..... S'il ne l'a pas voulu, il n'est pas infiniment juste ; s'il ne l'a pas pu, il n'est pas infiniment puissant..... Ce qui fait croire que l'intelligence qui dirige les choses de notre petit monde perdu dans l'innumérabilité des autres est dominée elle-même par une intelligence plus puissante, plus parfaite ; le πατερ ανδρνωτε, θεωντε ; le *Deus optimus, maximus!.,*

Bien que la raison, d'accord avec la conscience, nous porte à reconnaître l'existence d'une cause créatrice ou organisatrice et temporairement conservatrice du corps humain, ce n'est que par induction que nous pouvons remonter jusqu'à elle ; elle est, parce qu'elle est nécessaire ; elle existe, parce qu'elle ne peut pas ne pas exister ; mais il ne nous est pas donné de la connaître, de la pénétrer dans ce qu'elle est, dans son essence, dans sa nature, dans sa forme, dans ses desseins, et c'est là qu'il faut savoir s'arrêter. C'est donc affirmer ce qu'on ignore que personnifier cette puissance, cette intelligence, cette volonté qui ne se révèle que par les faits dont les causes ne nous sont pas accessibles. En effet, nous ne connaissons l'essence d'aucune chose, d'aucun

corps, pas plus l'essence d'un grain de sable que
l'essence du principe qui nous anime ; nous ne sommes en rapport avec les objets que par nos sens
d'où nous viennent les sensations, les impressions,
les idées ; nous ne sommes en rapport qu'avec des
formes, des images, des apparences; nous ne voyons
que des ombres plus ou moins denses qu'on appelle
des corps; nous savons que nous pensons, que nous
existons, que nous respirons, etc.; mais nous igno-
rons ce qui fait que nous pensons, que nous exis-
tous, que nous respirons.... Voilà pourquoi, dans
son impuissance à remonter au delà, l'entendement
humain ne peut s'exercer, se perfectionner que dans
les rapports de l'individu avec les objets extérieurs
et dans ses rapports avec lui-même, c'est-à-dire que
chacun ne peut connaître que des faits dont la cause
première, absolue, est et sera toujours un mystère.
La médecine se résume donc par suite dans la connaissance et l'appréciation des faits qui, par rapport
à chaque individu, se produisent dans l'ordre et
le but des lois naturelles, malgré leurs imperfections ; mais ce qui surtout est important, c'est de
ne pas confondre, comme on l'a fait jusqu'à ce jour,
les faits qui se rattachent aux causes réelles qui les
produisent avec les faits que l'ignorance ou l'esprit
de système attribue à des causes qui leur sont étrangères ; tels sont, par exemple, les faits de guérison
de maladies, attribués de tout temps à la *propriété*
de médicaments simples ou de remèdes composés...
Si donc, sous l'influence des causes que nous avons

signalées , les maladies ne consistent, troubles des
fonctions ou altérations des fluides, que dans l'augmentation , la diminution ou l'altération des causes
qui font et entretiennent la santé, la science de la
médecine se résume dans la connaissance des causes
de la santé, des modifications qu'elles éprouvent et
qu'elles font éprouver quand elles deviennent causes de maladies.

CHAPITRE II.

**Des causes des maladies ou mieux
des causes qui occasionnent le trouble ou l'altération
de la santé.**

> *Felix qui potuit rerum cognoscere causas,*
> *Atque metus omnes et inexorabile fatum*
> *Subjecit pedibus !*   (VIRGILE.)

Comment faut-il comprendre les causes des maladies? Ce n'est pas la science, c'est l'instinct, l'entendement populaire, qui, par ces expressions, troubles de la santé, altération de la santé, ont établi la vraie distinction entre les causes réelles des maladies. Les médecins ont été toujours divisés en humoristes et en solidistes. Les solidistes professent que les parties solides du corps peuvent seules être le siége des maladies; les humoristes les attribuent à la seule altération des fluides. La science actuelle est organicienne; l'organicisme est un système d'après lequel on suppose qu'il n'y a pas de maladie qui ne soit le produit d'une lésion organique, de la lésion de tel ou tel organe ou de certaine des parties solides qui entrent dans sa composition. Le fait est qu'il y a des maladies qui ont pour cause le trouble des fonctions générales en premier lieu et d'autres qui ont pour cause l'altération, la viciation des fluides.

En effet, les mêmes agents atmosphériques, les mêmes substances, les mêmes sensations ou impressions qui dans certaines conditions sont des causes de vie et de santé ; ces mêmes agents sont, non par eux-mêmes, par une propriété spéciale, des causes de trouble ou d'altération de la santé dans des conditions autres, extrêmes ou contraires. Ainsi, l'air, la lumière, la chaleur, le froid, le sec, l'humide, les aliments, les boissons, l'exercice, les sensations, les sentiments, les passions, eto., sont tantôt des causes de santé et tantôt des causes de trouble ou d'altération de la santé (maladies).

Comment donner l'explication de ces faits? On est persuadé dans la science qu'il y a des causes qui par elles-mêmes sont des causes de santé et qu'il y a des causes opposées et contraires qui, par elles-mêmes, sont des causes de maladies; on donne à ces dernières le nom de causes morbides ou morbifiques. La scolastique est manichéenne.

On suppose que les causes morbides exercent leur action sur les organes, sur tel ou tel de préférence, par une action élective ou propriété secrète ; on suppose que ces causes agissent sur les tissus qui concourent à composer les organes, sur tel ou tel ; on suppose que les maladies se forment ainsi, prennent naissance et se développent dans la tête, ou les yeux, ou les poumons, ou le foie, ou le cœur, ou les reins, ou les muscles, ou les os, etc., dans

certaines des parties qui les composent. On prétend
qu'il n'y a pas de maladie sans lésion, sans altération organique. On reconnaît, il est vrai, que tout ce
qui agit sur nous et en nous peut être la cause de
maladies ; mais on ne peut dire ni comment ni pourquoi... On est persuadé qu'il y a des causes morbides *spécifiques*, en ce sens que ces sortes de causes
produisent toujours les mêmes maladies. Toutes ces
suppositions sont erronées !

Il y a deux sortes de causes premières des maladies, car la première engendre toutes les autres, les
effets devenant successivement causes ; celles qui
commencent par occasionner le trouble des fonctions dans tel ou tel des systèmes de l'économie,
dans le système nerveux ou dans le système artériel,
ou dans le système lymphatique, etc., et celles qui
commencent par occasionner l'altération, la viciation des fluides dans un de ces mêmes systèmes.
Ainsi, c'est par le trouble des fonctions ou par l'altération des fluides dans les systèmes que débutent
toutes les maladies, et ce n'est que quand la nature
ou l'art n'ont pu en procurer la guérison dans les
systèmes que le trouble des fonctions ou l'altération
des fluides se jette, se fixe dans tel ou tel organe
de préférence selon la diversité des constitutions et
des tempéraments, c'est-à-dire *dans la partie* de ce
système qui entre dans la composition de cet organe.
C'est donc le système qui est le siége de la maladie
même quand un organe est affecté ; mais alors ce
n'est pas seulement le système.

Il n'y a point de causes morbides spécifiques en ce sens qu'il n'y a point de cause qui produise toujours la même maladie; on a pris les symptômes, certains symptômes pour la maladie elle-même.

Les causes morbides n'exercent pas leur action première sur les organes, sur les tissus qui les composent, sur les fluides qui les parcourent; il n'y a point de maladie qui se forme, prenne naissance, se développe dans la tête, ou les yeux, ou le cœur, ou la poitrine, ou l'estomac, etc.; c'est commettre la même erreur que le vulgaire qui rapporte la maladie à l'endroit où il éprouve de la douleur.

Les agents, tous les agents qui exercent une action, une influence sur ou dans l'individu sont ou des causes de santé ou des causes de maladie. Voici comment il faut comprendre cette proposition (1). Parlons d'abord des maladies qui consistent dans le trouble des fonctions.

Nous avons dit que la force vitale soustrait pour un temps les éléments matériels à certaines lois, pour leur imposer des formes et leur communiquer par suite des propriétés nouvelles, procédant ainsi

---

(1) Nous devons faire observer aux personnes étrangères au vocabulaire médical que le mot SYSTÈME est pris en médecine sous deux acceptions bien différentes; dans l'une, il s'applique à de fausses théories, à de vaines suppositions; dans l'autre, il sert à désigner ces tissus qui sont partout les mêmes dans le corps et qui, en se réunissant, en se combinant, concourent à former les organes; le système nerveux, cellulaire, artériel, veineux, capillaire, lymphatique, séreux, muqueux, etc., etc.

à l'organisation du corps humain, comme de tous les autres. De là deux forces antagonistes : l'une, la force vitale, qui tend sans cesse à réunir, à conserver ; l'autre, la force, la pression des agents extérieurs, qui tend sans cesse à séparer, à détruire. Or, tant que l'action de la force vitale agit sur l'individu dans certaines conditions d'influence en opposition avec l'action des agents extérieurs, de cet antagonisme de pression il résulte un certain équilibre d'action, d'abord sur les systèmes de l'économie et par suite sur les organes formés par la réunion, la combinaison de ces mêmes systèmes ; c'est cet équilibre de pression d'où résulte un certain équilibre de fonctions qui constitue ce qu'on appelle la santé : dans les conditions d'influences extrêmes, c'est-à-dire quand l'action des moyens extérieurs prédomine sur l'action, la réaction de la force vitale exprimée par la force de la constitution et du tempérament de l'individu, il y a trouble des fonctions dans un des systèmes et par suite souvent dans plusieurs ; c'est cet état, ce sont les symptômes ou phénomènes qui l'accompagnent qu'on désigne sous le nom de maladie, alors surtout que du système affecté, le trouble des fonctions s'est porté, *jeté* sur tel ou tel organe..... D'où il suit que, dans ces circonstances, les mêmes agents sont, non pas nécessairement par eux-mêmes, mais dans certaines conditions d'influence selon la diversité des constitutions et des tempéraments, ou des causes de régularité de fonctions (santé), ou des causes de trouble de la santé.

Bien plus : les mêmes agents qui, à l'égard de certains individus , sont des causes de maladie , ces mêmes agents sont souvent à l'égard d'autres individus, vu la différence des constitutions et des tempéraments, des causes de guérison de la même maladie, et *vice versâ.*

L'homme, l'individu est en effet ce qu'il est par sa constitution et son tempérament ; le climat, l'éducation, etc., le modifient ; mais c'est tout. On entend par constitution la nature des éléments de l'organisation première, leur mode de développement, la pureté des fluides, la juste distribution des solides, etc. ; la prédominance de tel ou tel des systèmes dans la constitution , du système nerveux, ou du système artériel , ou du système lymphatique , etc., fait la différence des tempéraments. La pureté des fluides jointe à un équilibre à peu près parfait des systèmes fait un bon tempérament. La santé est donc le résultat de l'équilibre de pression entre l'action des agents extérieurs d'un côté et celle de la force vitale de l'autre , exprimée par la force de la constitution et du tempérament , *in medio virtus !* Ce que nous venons de dire ne se rapporte qu'aux causes qui occasionnent les maladies qui consistent dans le trouble des fonctions, congestions, fluxions, engorgements, névralgies, etc.

Mais les agents qui exercent leur action sur l'individu ne sont pas seulement des causes de trouble de la santé, ils sont encore souvent des causes d'altération de la santé. En effet, les éléments matériels qui servent à former, à composer l'individu, qui sont entrés dans sa genèse, subissent par leur nature certaines modifications, certaines combinaisons, encore indéterminées, qui changent complétement leur état et par suite leur action et qui de causes de santé en font, sans qu'on puisse savoir comment, des causes d'altération de la santé, c'est-à-dire des causes d'altération, de viciation des fluides, des humeurs, du sang, de la sérosité, etc., sous les noms de gaz, miasmes, émanations, effluves, vices, virus, etc. Les propriétés élémentaires des corps ne sont pas absolues, mais inhérentes à la forme moléculaire qu'elles affectent et qui peut subir diverses modifications ou combinaisons avec des éléments étrangers. Ainsi il y a des causes qui commencent par occasionner le trouble des fonctions, et il y en a d'autres qui commencent par occasionner l'altération, la viciation des fluides, des humeurs, du sang, etc.; à ces dernières appartiennent les maladies héréditaires. L'enfant, dans l'acte de la conception, étant le produit d'éléments matériels divers et ces éléments se trouvant par loi de nature plus ou moins favorables à l'organisation ou au développement de l'individu, il faut bien que l'effet réponde à la cause et que le produit participe des producteurs. Ainsi se transmettent des pères et mères à l'enfant certaines conformations physiques, certaines dispositions intellectuelles par suite, certaines aptitudes et, par contre, certains défauts d'organisation, arrêts de développement, altérations, viciations des fluides, éléments primitifs fermentescibles qui donnent naissance un peu plus tôt ou un peu plus tard à ces désordres qu'on désigne sous les noms de maladies psoriques ou désorganisatrices. Par suite de la vérité de [cette expression populaire, le chagrin fait pourrir le sang, les causes morales des maladies, d'autant plus nombreuses que la civilisation est plus avancée, commencent par occasionner le trouble des fonctions du système nerveux et propagé à d'autres systèmes, ce trouble des fonctions des sentiments entraîne l'altération des fluides par suite du mélange des uns avec les autres. La modération dans les désirs et dans la satisfaction des besoins est une cause de santé, l'exagération est une cause de maladies !

Sapere principium et fons !

Comment faut-il comprendre les maladies contagieuses ? Parmi les causes qui ont pour effet d'altérer les fluides, il y en a qui se transmettent d'une personne à une autre par un contact plus ou moins immédiat, soit qu'un individu communique la maladie dont il est atteint à un autre en le touchant, soit qu'un individu contracte cette maladie après avoir été en rapport avec des objets ayant appartenu à un sujet malade, soit que l'air ait servi de véhicule à la maladie. Ces causes produisent l'altération des éléments qui composent les fluides, les humeurs, le sang, etc. Elles dépendent souvent d'émanations qui contaminent l'air atmosphérique, gaz, miasmes, effluves....

On a discuté et disputé pendant des siècles sur la contagion et la non-contagion des maladies, ainsi que sur la nature des altérations de ces causes qui échappent à toute analyse et *adhuc sub judice lis est.* On demande pourquoi la cause d'infection étant la même pour tous quand elle consiste, par exemple, dans la viciation de l'air atmosphérique dans les épidémies les plus mortelles, comme dans les autres maladies contagieuses, il y a des individus qui sont légèrement atteints, pourquoi d'autres plus gravement, pourquoi d'autres meurent en peu d'heures, en peu de temps, et pourquoi ces mêmes causes n'ont point d'action sur d'autres personnes? D'où on conclut à la contagion les uns, à la non-contagion les autres. La raison ou les raisons sont : 1° que les éléments matériels impurs, altérés, viciés, fermentescibles ou putrides ne peuvent être introduits dans l'économie que par l'action et la voie des absorbants, soit à l'extérieur, soit à l'intérieur; 2° que d'après la nature des tempéraments divers il y a des individus chez lesquels ces agents ne sont pas absorbés; il y en a d'autres chez lesquels ils sont éliminés, rejetés au dehors aussitôt qu'absorbés; il y en a d'autres enfin chez lesquels, après avoir été absorbés, ils rencontrent dans leur trajet d'autres éléments avec lesquels ils se combinent, qu'ils vicient et acquièrent ainsi une activité plus grande et plus rapide; de plus, il y a des individus qui par temps ne sont pas accessibles à l'infection et qui le deviennent dans d'autres circonstances ou d'autres conditions de tempérament.

Dans toute maladie qui reconnaît pour cause la viciation des humeurs, les éléments de nature fermentescible subissent toujours un temps d'incubation plus ou moins active, et ce n'est que quand de graves désordres ont été produits que la maladie fait explosion, fièvres cérébrales, typhus, choléra, rage, etc.; c'est donc à prévenir l'incubation et la fermentation qu'il faut s'appliquer.

Il faut de ce que nous venons de dire tirer cette conclusion ; que c'est moins la gravité des causes qui fait la gravité des maladies que la prise, pour ainsi parler, que leur donne la constitution ou le tempérament des individus. Dans les épidémies tout le monde respire le même air, en est pénétré au dedans comme au dehors, tous en sont plus ou moins influencés sans y prêter souvent attention ; la cause d'infection est la même pour tous ; mais les accidents qu'elle produit sont nuls, éphémères, graves ou mortels selon la nature de la constitution et le tempérament de chacun.

Il y a dans la science un axiome qui, parce qu'ils ne l'ont pas compris dans son application logique, a entraîné toujours les maîtres dans les plus graves erreurs et les plus fatales conséquences. *Sublatâ causâ, tollitur effectus,* en faisant cesser la cause, on fait cesser l'effet ; c'était le raisonnement de Guy-Patin et de Sangrado. Broussais considérant le sang, l'inflammation du sang comme la cause des maladies, concluait qu'en tirant du sang et toujours du sang on devait procurer la guérison des malades. L'expérience des systèmes n'en détruit les erreurs qu'après l'extinction de la génération qui les a acceptés sans réflexion!

On donne le nom de cause à tout ce qui produit un effet; or, une cause ne peut produire qu'un effet, un seul... Mais à l'égard des maladies, à l'égard de toute maladie, l'effet premier produit par la cause première devient toujours cause et produit un second effet, qui devient cause à son tour et produit un troisième effet, etc.; or, en faisant cesser la cause, on peut faire cesser l'effet premier qu'elle a produit; mais pour cela on ne fait pas cesser les effets consécutifs, dont l'ensemble constitue ce qu'on appelle la maladie. On ne peut donc pas espérer faire cesser une maladie en faisant cesser la cause qui l'a déterminée, soit qu'elle consiste dans le trouble des fonctions ou dans l'altération des humeurs. L'action subite de l'air froid, par exemple, occasionne la suppression de la transpiration, trouble les fonctions de la peau premier effet d'une première cause; les humeurs se portent de la peau externe vers la peau interne second effet; un afflux trop considérable de fluides a lieu sur certaines de ses parties, celle qui tapisse le larynx, ou le pharynx, ou les bronches, etc., troisième effet; divers fluides se mêlent, se confondent et s'altèrent, etc. Peut-on dire qu'en faisant cesser la cause, en soustrayant le

malade à l'action de l'air froid, on procurera la gué
rison de la maladie ?

Sans doute, en faisant cesser une cause unique et
déterminée, on fait cesser son effet direct; mais une
maladie étant un ensemble de causes et d'effets successifs et divers, c'est à faire cesser toutes ces causes et ces effets divers et successifs que doit s'appliquer le médecin.

Il ne faut pas perdre de vue ce principe, ce fait,
que toute cause qui commence par occasionner le
trouble des fonctions entraîne le mélange et par
suite l'altération des fluides, et que l'altération des
fluides entraîne la désorganisation partielle des tissus des organes. Nous reviendrons sur ce sujet.

Pour que la force vitale puisse exercer son action
sur les éléments matériels qu'elle a réunis pour former le corps, il est de toute nécessité que ces éléments puissent se maintenir dans les conditions de
leur choix. Or ces éléments étant par leur nature susceptibles de modifications, susceptibles d'être altérés,
viciés par suite de causes accidentelles, ils tendent à
s'y soustraire; c'est ce qui détermine la cessation
de l'action de la force vitale, les destructions partielles ou totales des organes, autrement dit la mort!

De là ces accidents dont les maladies deviennent
causes, parce qu'on ne s'applique ni à les prévenir
ni à les guérir tant qu'il en est temps encore, et
auxquels cependant on donne le nom de maladies,
catarrhes, végétations, polypes, squirrhes, cancers,
carcinomes, tubercules, gangrène, etc.

Il y a maladie tant qu'il y a lutte entre l'action de la cause et la réaction de la force vitale exprimée par la force de la constitution et du tempérament ; que la force vitale succombe dans la lutte, ce qu'indique l'impuissance de ces efforts, de ce travail qu'on désigne sous le nom de fièvre ; là commence la désorganisation, la destruction du malade ; là cesse et succombe avec lui la maladie dans les produits de cette désorganisation.

Les divers fluides altérés, viciés, fermentescibles ou putrides, acquièrent nécessairement en se combinant les uns avec les autres des propriétés plus corrosives, plus désorganisatrices ; par suite, elles détruisent les organes avec plus ou moins de rapidité, les ramollissent, les divisent, les trouent, les ulcèrent et rendent ainsi impossible l'exercice de leurs fonctions qui ne pourraient se reproduire que par le rétablissement des tissus, des organes dans l'état anatomique où ils étaient auparavant. Voilà pourquoi il est impossible de procurer la guérison de ces sortes de désordres, bien qu'on ne manque pas de remèdes plus ou moins infaillibles pour les guérir.

Les maladies qui consistent dans le trouble des fonctions dans les systèmes deviennent causes d'accidents : épanchements, hémorrhagies, apoplexies, hydropisies, etc. Les maladies qui consistent dans l'altération, la viciation des humeurs deviennent cause de désordres, de suppurations, d'ulcérations, de désorganisations ou destructions.

CHAPITRE III.

On a confondu dans la science l'essence avec la nature des maladies. Les impressions, sensations ou idées qui nous viennent toutes des sens ont été, au fur et à mesure que se sont développées les connaissances humaines, exprimées par des sons ou des mots ; quand ces mots traduisent des faits naturels, leur étymologie donne généralement satisfaction à l'esprit et acquiescement à la raison ; quand au contraire ces mots n'expriment que des idées vagues, imaginaires, ils ne laissent que confusion.

Que veut dire ce mot : essence des maladies ? Le mot essence, d'*esse*, être, exister, tend à désigner ce qu'est une chose, un être en lui-même et non tel qu'il paraît à nos yeux ; or, nous ne connaissons l'essence d'aucune chose, pas plus l'essence de la matière que l'essence de la force, de la puissance, de la volonté qui l'anime, qui lui impose des formes diverses ; nous ne connaissons que des corps et nous ne les connaissons que par l'impression qu'ils font sur nos sens : *nihil est in intellectu quod non fuerit priùs in sensu.* Toutes les impressions et sensations que nous éprouvons se traduisent ainsi uniquement par des faits. Il serait donc puéril de nous arrêter à exposer ce que les uns ou les autres ont pensé sur l'essence des maladies.

Toute question que la science ne peut résoudre par des raisons et auxquelles elle substitue des opinions ne vaut pas qu'on s'y arrête. Quant à la nature des maladies (*natura*, de *nasci*, naître, se former, se développer), c'est autre chose ; c'est chose qui tombe sous nos sens, jusqu'à un certain point du moins. Le mot nature des maladies exprime la manière dont se forment, se développent les maladies, c'est-à-dire les phénomènes qui se produisent sous l'influence des causes qui occasionnent le trouble ou l'altération de la santé. Ainsi, c'est faute de définir les termes qu'on a confondu l'essence avec la nature des maladies.

On enseigne, avons-nous dit, qu'il n'y a pas de maladie sans lésion, sans altération matérielle dans tel ou tel organe de l'économie : dans la tête, les yeux, la poitrine, l'estomac, le cœur, les poumons, etc. ; on avance que les symptômes des maladies sont toujours l'expression fidèle de ces lésions. Broussais les a appelés les *cris de douleur des organes souffrants* et la génération médicale qui va s'éteignant avec les restes de son système s'est pâmée d'admiration devant cette définition. On conclut que les désordres matériels que l'on découvre dans les cadavres, rapprochés des symptômes qu'on observe pendant la vie, révèlent la nature, la cause et le

siége des maladies. De là la faveur dont jouit l'anatomie pathologique. Des principes que nous avons
avancés il résulte évidemment au contraire que,
loin que les lésions qu'on observe après la mort
dans les cadavres soient la cause des maladies, elles
n'en sont que les suites et les effets.

Tout principe général dont on ne peut tirer des
conclusions générales est erroné. Or, il n'est pas
vrai qu'il n'y a pas de maladie sans lésions dans
tel ou tel organe, sans érosions, ulcérations des
tissus qui le composent. Il y a une foule de maladies dans lesquelles il ne se produit aucune altération dans les organes ; de ce nombre sont toutes
celles qui consistent dans le trouble des fonctions,
dans les systèmes et qu'on désigne sous les noms
de congestions, fluxions, névralgies, hémorrhagies,
engorgements, etc. De ce nombre sont aussi celles
qu'on désigne sous les noms de névroses ; l'hystérie, l'hypochondrie, l'épilepsie, la rage, etc., il en
est de même d'un certain genre de fièvres ; quant à
ces dernières, comme, pour la défense de son système, il fallait que Broussais parvînt à leur assigner
un siége puisqu'il les considérait comme l'effet de
lésions organiques, de sa propre autorité et sans
preuves matérielles il a attribué les fièvres à des
lésions de l'estomac, et sous le règne de sa doctrine
la gastrite, on s'en souvient, est devenue une maladie à la mode. Cette école ne s'est pas même
élevée jusqu'à cette réflexion : que quand ce quelque
chose qui anime le corps vient à l'abandonner, à le

livrer à lui-même, il n'en reste plus que des éléments de putréfaction sous la dent des agents extérieurs qui le dépècent, et que ce n'est pas en fouillant ces détritus, ces pourritures avec le scalpel ou le microscope qu'on peut y découvrir le secret de la vie absente et de la santé.

Si on suppose que les maladies sont des entités indépendantes, il est impossible de leur assigner un siége, puisqu'elles ne peuvent être saisies par l'esprit; si au contraire on admet avec nous que les maladies consistent dans les phénomènes qui se produisent sous l'influence des causes qui occasionnent le trouble des fonctions ou l'altération des humeurs, alors il sera évident que les maladies ne peuvent avoir leur siége que dans les systèmes en premier lieu et, par suite, dans tel ou tel organe, c'est-à-dire dans les parties de ces mêmes systèmes qui concourent à composer l'organe affecté. Ainsi doit se résoudre cette question qui, de tout temps, a divisé les médecins en deux camps, ceux qui se croient vitalistes ou spiritualistes, qui prétendent que les maladies ont leur siége dans le principe vital, dans l'âme... et ceux qui se croient matérialistes ou organiciens, qui prétendent que les maladies ont leur siége dans les organes et que c'est la lésion, l'altération matérielle de tel ou tel organe de l'économie qui est le siége et la cause de la maladie. Il suit de ce que nous avons dit que les maladies ne peuvent prendre naissance dans les organes, par la raison que ce ne sont pas les organes qui sont en rapport premier et direct avec les causes qui les occasionnent; mais ce sont les systèmes. Il faut, par conséquent, que ces causes agissent sur les systèmes, troublent leurs fonctions ou les altèrent dans leurs fluides, avant de pouvoir, par leur intermédiaire, se porter et se fixer sur les organes. Il n'y a donc pas de maladies de la tête, des yeux, de la poitrine, de l'estomac, du cœur, etc., en ce sens qu'il n'y a pas de maladies qui se forment, prennent naissance et se développent dans la tête, les yeux, la poitrine, etc., ou dans les tissus qui les composent; mais il n'y a des troubles des fonctions ou des altérations des fluides dans les systèmes, dans tel ou tel qui, quand ils n'ont pu se terminer favorablement par le travail des forces naturelles, se portent, se *jettent*, se fixent sur tel ou tel organe. C'est donc faire évidemment fausse route en thérapeutique que de chercher à procurer la guérison de tel ou tel organe dans lequel la maladie est effet, sans auparavant ou en même temps s'occuper de procurer la guérison de la même maladie dans le système qui est cause. C'est ce que les connaissances anatomiques et physiologiques les plus élémentaires suffisent à démontrer.

Faisons observer d'abord que dans l'organisation du corps humain comme de tous les autres, c'est un système, un genre de ces tissus qui sont partout les mêmes dans l'économie, le système dit cellulaire, qui se forme et qui apparaît le premier. Il constitue l'élément primitif de l'œuf humain, *omne ani-*

mal ex ovo! C'est le tissu cellulaire qui forme la trame, la texture de tous les autres tissus, de tous les organes. C'est donc dans cette trame et par une sensibilité qui lui est propre, et qui est autre que la sensibilité affectée au système nerveux, et par des phénomènes d'imbibition ou d'endosmose et d'exosmose que, dans le sein de la mère, se forment et se développent tous les organes dont l'ensemble constitue le corps. C'est donc le système cellulaire qui engendre tous les autres systèmes, le système nerveux, le système artériel, le système lymphatique, etc., lesquels, en se réunissant, en se combinant diversement, composent les organes d'après la nécessité des fonctions que chacun est destiné à remplir. D'où il résulte que, dans le sein de la mère, aucune sensation ne peut être perçue par l'enfant que par l'entremise du système cellulaire, qui le met en communication avec elle, et, après la naissance, que par l'entremise du système cellulaire d'abord, et par suite du système nerveux qui le met en rapport avec les objets extérieurs et avec lui-même.

Ces faits ont été établis par Hunter et confirmés par Bichat, le créateur de la saine physiologie.

« Il y a, dit Bichat (*Anat. génér.*), dans l'organi-
» sation de l'homme, comme dans celle des ani-
» maux, un certain nombre de *tissus* simples qui
» sont partout les mêmes, et qui sont combinés de
» manière à former les organes composés que la
» nature destine à remplir chaque fonction ; les tis-

» sus cellulaire, nerveux, artériel, veineux, exha-
» lant, absorbant, lymphatique, etc. D'après cela,
» l'idée d'un organe entraîne nécessairement l'idée
» d'un composé de plusieurs tissus différents qui,
» isolés les uns des autres, seraient insuffisants
» pour les fonctions de cet organe ; mais qui, par
» leur réunion, deviennent propres à les remplir ;
» c'est ce qu'on nomme *les systèmes !* Les organes ne
» sont donc qu'un composé de systèmes répandus
» dans tout le corps, de tissus qui sont les mêmes
» dans toutes les parties, qui procèdent chacun
» aux mêmes fonctions, et qui, combinés de cer-
» taine manière, forment les organes. De là il suit
» que l'action des excitants (que les causes des ma-
» ladies) ne peut se faire sentir dans les organes
» qu'après s'être fait sentir dans les systèmes qui,
» répandus dans toutes les parties de l'économie,
» se combinent pour les former. »

Il reste donc bien démontré, bien anatomiquement et physiologiquement établi, que toute sensation ne peut affecter les organes sans affecter les systèmes auparavant, et que, par suite, toute maladie,
tout trouble des fonctions, toute altération des humeurs ne peut avoir son siége ailleurs que dans un
système, dans le système nerveux, ou artériel, ou
lymphatique, etc., et que ce n'est jamais que quand
le rétablissement des fonctions régulières dans tel
ou tel système, ou quand l'élimination de la cause
qui a altéré, vicié les fluides dans tel ou tel système,
n'ont pu s'opérer par les forces naturelles, avec ou

sans le secours de l'art, que la maladie se porte, se jette, comme on dit, se fixe sur tel ou tel organe, sur la partie de ce même système qui entre dans sa composition, et selon la nature des constitutions et la diversité des tempéraments. Il n'y a donc pas de maladies organiques, de maladies qui prennent naissance, se forment et se développent dans les organes, dans la tête, les yeux, la poitrine, etc., ce qui réduit à sa juste valeur la pratique de ceux qui élèvent la prétention de guérir les maladies de la tête, des yeux, de la poitrine, etc., et qui font consister la thérapeutique dans le traitement des affections organiques. Ceux-là s'attaquent follement à l'affection locale qui est effet, insoupçonneux de la maladie générale qui est la cause. Ils partagent en cela les illusions populaires.

Il faut donc distinguer dans toute maladie de la tête, des yeux, de la poitrine, de l'estomac, du cœur, etc., etc., l'affection organique, de la maladie qui lui a donné naissance et qui a son siége primitif dans un des systèmes de l'économie et, par suite, dans la partie de ce même système qui entre dans la composition de l'organe que l'on considère aujourd'hui comme l'unique siége de la maladie. Cette observation est si importante que, dans le but de procurer la guérison de la maladie, on s'attaque à l'effet, on s'acharne après l'effet, sans tenir compte ou même sans soupçonner la cause.

Il suit de ce qui précède que, pour pouvoir venir en aide à la nature dans la guérison des maladies,

il faut ne pas perdre de vue qu'elles ont leur siége
dans les systèmes, et qu'agir uniquement sur les
organes, s'appliquer uniquement à procurer la guérison des organes, c'est suivre une voie opposée aux
indications naturelles.

Il suffit, pour se guider relativement à cette question, de s'en rapporter aux symptômes, en obser-
vant qu'il y a dans toute maladie organique des
symptômes qui révèlent les troubles des fonctions et
les altérations des humeurs dans les systèmes avant
l'apparition des symptômes qui les révèlent dans tel
ou tel organe.

L'indication thérapeutique est donc, dans ces circonstances, de poursuivre la guérison du malade
et dans le système et dans l'organe affecté.

CHAPITRE IV.

Des symptômes des maladies.

On donne le nom de symptômes aux phénomènes accusés par les malades ou observés par le médecin. Les voies et les moyens que prend la nature pour procurer la guérison des maladies sont les mêmes que ceux qu'elle prend pour entretenir la vie et la santé. La santé ne s'entretient que par des phénomènes de nutrition qui supposent des phénomènes de composition et de décomposition et, par suite, des phénomènes d'épurations et d'éliminations de produits divers. C'est par le même travail d'épurations et d'éliminations et par les mêmes voies que la nature procure la guérison des maladies ; mais pour qu'elle puisse y parvenir, il faut que la cause première ait cessé d'agir si elle a occasionné un trouble des fonctions ou qu'elle ait été rejetée au dehors par les forces naturelles souvent impuissantes, si elle a usé l'altération des fluides, et c'est surtout où la médecine est appelée à venir en aide à la nature. En effet, les causes des maladies ne déterminent pas, ainsi que nous l'avons fait observer, un changement,

un état nouveau, des phénomènes étrangers à ceux
de l'état de santé dans l'individu ; car elles ne consistent que dans l'exagération, la diminution ou l'altération de celles qui se produisent à l'état de santé.

Ce qui a surtout contribué à jeter la confusion
dans l'esprit des médecins, c'est que, faute de notions claires et précises sur les maladies, on s'est
fait de fausses idées sur les symptômes qui les caractérisent. Ainsi on a pris dans des temps d'ignorance
le symptôme le plus apparent pour donner un nom
aux maladies et elles l'ont conservé depuis. Que
signifient les mots fièvre, les mots mal, douleur,
congestion, fluxion, névralgie, pneumonie, rhumatisme, goutte, dartres, gastrite, rougeole, variole,
scarlatine, croup, syphilis, etc., etc? Demandez ce
que c'est que la pneumonie à la scolastique ; elle
répondra qu'elle consiste dans l'inflammation du ou
des poumons. Que veut dire le mot inflammation ?..
Ce mot, comme tous ceux qui précèdent, exprime-
t-il autre chose que des phénomènes ou symptômes,
suite de causes diverses, qui ne sont que l'expression du trouble de certaines fonctions ou de l'altération de divers fluides? Peut-on comprendre sous
le nom de maladie des effets séparés des causes qui
les produisent? Comment peut-on se persuader que
dans le corps où toutes les parties sont anatomiquement et physiologiquement dépendantes les unes des
autres, un système puisse être troublé dans ses
fonctions ou vicié dans ses humeurs, sans qu'un
organe qui est sous sa dépendance ou un autre sys-

tème soient troublés dans leurs fonctions ou altérés dans leurs fluides ?

Comment peut-on donner aujourd'hui encore le nom de maladies de la peau , qui ne convient qu'aux affections du système capillaire, à ces symptômes de maladies diverses qui ne sont que l'expression d'un travail naturel d'éliminations par la peau (les autres voies étant insuffisantes) de produits excrémentitiels ou putrides ? Dartres , scarlatine, rougeôle, teigne, etc.

De cette confusion des symptômes désignés sous le nom de maladies et pris pour des maladies , il résulte que le peuple médical se persuade avoir guéri la maladie quand il a procuré la disparition de tel ou tel des symptômes qui lui a donné son nom ; c'est ce que le vulgaire, dans son bon sens, appelle blanchir les malades.

Toute maladie étant, par les symptômes qui la précèdent et l'accompagnent, l'expression de la lutte que nous avons signalée entre l'action de la cause d'un côté et la réaction de la force vitale de l'autre, il se produit nécessairement deux ordres de symptômes, ceux qui appartiennent à la cause première et à ses effets et ceux qui appartiennent à la réaction de la force vitale, exprimée par la force de la constitution et du tempérament du patient. Il y a donc à distinguer avant tout dans toute maladie deux sortes de symptômes; de plus, il y a des symptômes qui se rapportent aux troubles des fonctions dans les systèmes, d'autres qui se rapportent aux troubles des fonctions dans les organes, d'autres enfin qui se rapportent aux altérations des fluides, des humeurs, etc., dans les systèmes en même temps que dans les organes. A l'égard des maladies dont la cause a cessé d'agir dès le début et dont il ne reste plus que les effets, les symptômes qui leur sont propres cessent naturellement en général, l'affection suit une marche régulière et se termine par le rétablissement de la santé. A l'égard des maladies dans lesquelles la lutte se prolonge au delà du temps où elles auraient pu guérir (maladies chroniques), tantôt les symptômes relatifs à la cause ou à ses effets prédominent, tantôt ce sont des symptômes relatifs à la réaction de la force vitale ; enfin, quand la force vitale succombe, il se produit des symptômes avant-coureurs de la terminaison fatale de la maladie, fièvre hectique, réactions impuissantes, asthénies progressives, désorganisations, etc., etc. A l'égard de ces sortes d'affections, la nature étant impuissante, la science et l'art le sont naturellement aussi...

Le système nerveux, siége de toute sensibilité, étant l'intermédiaire entre l'action de la cause des maladies et la réaction des forces vitales, les symptômes qu'il accuse sont ceux qui, dans l'invasion comme dans le cours des maladies, fournissent les signes ou indications thérapeutiques les plus importantes ; après lui, le système artériel, etc.

Il y a donc dans toute maladie (il n'y a pas de maladie sans symptôme, et l'absence même de tout symptôme est le plus grave...) des symptômes qui se rapportent à la cause et à ses effets; des symptômes qui se rapportent à la réaction de la force vitale et à ses effets, et des symptômes relatifs à la constitution et au tempérament du malade par suite, et qui révèlent la gravité des troubles des fonctions ou la nocuité de la viciation des fluides, des humeurs, du sang, etc. C'est donc par la connaissance des constitutions et des tempéraments qu'on peut juger, apprécier les symptômes des maladies et se diriger dans l'emploi des moyens thérapeutiques.

Il nous faudrait passer en revue les symptômes qui se rattachent aux troubles des fonctions dans les systèmes et, par suite, dans les organes, ainsi que ceux qui se rattachent aux altérations des fluides dans les systèmes et, par suite dans les organes, pour en faire l'appréciation, ce qui nous entraînerait trop loin des bornes de ce mémoire. Il nous suffit de faire observer de nouveau qu'il ne faut pas confondre les symptômes avec les maladies et qu'il est indispensable dans tout diagnostic de ne pas négliger les symptômes des causes pour ne s'occuper que de ceux de leurs effets sur tel ou tel organe.

CHAPITRE V

Des affections sympathiques.

On nomme sympathie l'action que les organes exercent, à l'état de santé, les uns sur les autres; on donne le nom d'affections sympathiques aux maladies qui, ayant leur siége dans un organe, provoquent des désordres, des accidents dans d'autres organes éloignés. Ainsi, à l'état de santé, le foie est sous l'action sympathique de l'estomac ; dans l'ordre pathologique, une maladie de l'estomac détermine des accidents sympathiques dans le foie, une contusion détermine le tétanos, un calcul dans la vessie détermine l'irritation du gland, etc.

Comment, demande-t-on, dans la science actuelle, un organe qui n'a aucun rapport avec un autre et qui en est souvent très-éloigné, peut-il produire des désordres, des accidents dans cet organe, par la seule raison qu'il est lui-même affecté? La science actuelle qui est, comme nous l'avons fait observer, organicienne, déclare que l'histoire des affections sympathiques est un des points les plus obscurs de la médecine. En effet, la seule conception des maladies comme inhérentes, prenant naissance et se développant dans les organes, rend toute explication impossible à l'égard des affections sympathiques. On a cherché à les rapporter à l'action du système nerveux, du système cellulaire, du système artériel, etc. Mais pourquoi une maladie qui s'est déclarée dans un organe occasionne-t-elle des désordres, non pas toujours dans le même autre organe, mais tantôt dans l'un, tantôt dans l'autre? Pourquoi la suppression de la transpiration détermine-t-elle des désordres dans l'estomac chez l'un, dans le poumon chez un autre, dans les yeux chez un autre, etc.? Pourquoi le virus syphilitique, caractérisé par un chancre sur le gland, détermine-t-il des accidents de même nature dans l'iris chez l'un, dans la gorge, sur la langue, dans les os chez d'autres? Y a-t-il des lois auxquelles on peut rapporter cette variabilité des affections sympathiques?

Si on admet, ce qui est évident, que les maladies ne sont que des troubles de fonctions ou des altérations de fluides dans les systèmes d'abord, et que ce n'est qu'après avoir agi sur les systèmes que du système affecté elles se portent, se *jettent*, se fixent sur tel ou tel organe, dans la partie de ce même système qui concourt à composer cet organe; si, d'un autre côté, on admet que l'individu n'est ce qu'il est que par la nature de sa constitution et la prédominance de son tempérament, il sera facile de comprendre que toutes les parties du corps étant plus ou moins solidaires par les systèmes plus en-

core que par les organes et dépendantes les unes
des autres, et une partie ne pouvant ressentir des
impressions favorables ou défavorables sans les
transmettre à d'autres, toutes ces influences seront
diversement ressenties et modifiées selon la nature
des constitutions et des tempéraments, ce qui explique pourquoi, sous l'influence des mêmes causes,
certains systèmes sont susceptibles d'être plus ou
moins troublés dans leurs fonctions, ou viciés dans
les fluides qui les parcourent, pourquoi ils réagissent
de préférence sur les autres systèmes ou sur tel ou
tel organe dont ils font partie, et pourquoi un organe réagit de préférence sur tel ou tel autre. Ce
n'est donc que par la connaissance des constitutions
et des tempéraments que l'on peut se rendre compte
des causes des maladies, de leurs effets, ainsi que
des affections sympathiques.

De plus, il faut remarquer que les divers sys-
têmes de l'économie ne sont jamais dans un équilibre
parfait de fonctions à l'égard les uns des autres. Il
y a toujours chez les individus une certaine prédominance d'un système sur les autres, ce qui établit la différence des tempéraments; c'est le système
nerveux, ou le système artériel, ou le système lymphatique qui prédomine et tend à opprimer tous les
autres, et bien qu'un seul système l'emporte sur les
autres ; ce n'est pas toujours le même autre système
qui tend à lui faire équilibre; c'est, si le système
nerveux est prédominant par exemple, tantôt le
système artériel, tantôt le système lymphatique, tan-

tôt le système cellulaire; etc. De là encore la diversité des affections sympathiques.

La constitution comme le tempérament exerce des influences sympathiques à l'état de maladie comme à l'état de santé. Elles se transmettent par voie de continuité ou par dépendances physiologiques.

Les systèmes, de même que les organes de la vie de relation, qui mettent l'individu en rapport par les sens d'abord, et puis par le cerveau avec les agents et les objets extérieurs, fonctionnent à l'état naturel, à l'état physiologique, sans exercer aucune influence sensible sur les systèmes et les organes de la vie de nutrition et de reproduction ; mais à l'état pathologique ces derniers réagissent sur le cerveau qui en éprouve des sensations, des irritations sympathiques ; le premier symptôme est la céphalalgie. Ainsi l'organe destiné par la nature à percevoir et à transmettre toutes les sensations est, par ce fait, celui qui éprouve les plus fréquentes sympathies ; après lui, c'est le cœur qui les accuse, soit par la fréquence, soit par le ralentissement de ses contractions (fièvre).

Nous n'avons pas à signaler les diverses affections sympathiques qui sont la suite des troubles de fonctions ou des altérations des fluides qui constituent les maladies proprement dites. De même qu'il y a des maladies propres à chaque système, à chaque organe par suite, de même il y a des affections sympathiques qui se rapportent aux unes et aux autres.

Il arrive même souvent, d'après l'importance des
fonctions de l'organe, que l'affection sympathique
devient plus grave que la maladie qui l'a déterminée. La science actuelle, qui ne voit dans le corps
que des organes et des fonctions, qui n'a pour but
que la guérison des organes malades, qui n'agit par
ses médicaments qu'afin de rétablir les fonctions de
l'organe affecté, met cependant en application dans
toute maladie les révulsifs ou dérivatifs, et si l'observation et les faits s'accordent pour établir, non
pas seulement les avantages, mais la nécessité de
ces moyens, ce n'est pas que l'explication de ces
effets ressorte des principes de la science actuelle,
elle n'agit qu'instinctivement; la vraie raison est
que les dérivatifs ou révulsifs exercent leur action
uniquement sur les systèmes, et que c'est par le
système qui est cause que l'on vient heureusement
ainsi en aide au travail naturel de la maladie organique qui est effet. De là la nécessité des dérivations, mais en temps opportun seulement.

Il ne faut pas confondre les affections sympathiques avec les complications. La complication est la
coexistence de deux ou plusieurs maladies déterminées par des causes différentes; la coexistence d'une
fluxion de poitrine par exemple avec la syphilis, etc.

CHAPITRE VI.

Ce que nous avons dit à l'occasion des causes des maladies nous dispense de parler de leur marche et de leur durée. Faisons cependant observer qu'il y a des esprits tellement inféodés à leurs systèmes, qu'ils se persuadent qu'il est possible d'arrêter subitement, de juguler, comme on dit, les maladies. Sans doute, il y a un moment où, si l'on prêtait attention aux sensations instinctives qu'on éprouve à l'occasion des seules causes qui occasionnent le trouble des fonctions, l'action subite du froid par exemple, on préviendrait une maladie souvent mortelle *occasio præceps*; mais il n'est plus temps quand on a recours au médecin, parce que les effets sont devenus causes. Quant aux maladies qui ont pour cause la viciation des humeurs, on comprend pourquoi il n'est pas possible d'en procurer l'avortement; il n'y a qu'un moyen de les prévenir, c'est de détruire ou de neutraliser la cause au début. On est généralement porté dans la pratique de la médecine par suite de cette confiance aveugle, irréfléchie qu'on accorde par habitude à la vertu, à la propriété des médicaments, à méconnaître que la nature ne procède au rétablissement de la santé que par certaines lois, par un certain travail suivi de phénomènes favorables. Si donc une maladie suit sa marche régulière en passant par les diverses phases qui doivent être suivies du rétablissement de la santé, le médecin n'a rien de mieux à faire que de prendre les précautions propres à favoriser ce travail naturel, ou à lui venir en aide s'il est nécessaire, quand il est nécessaire et autant seulement qu'il est nécessaire.

Les maladies se terminent par le rétablissement de la santé lorsque, la cause première ayant cessé d'agir, il se produit naturellement ou avec le secours de l'art des phénomènes d'épurations et d'éliminations de produits altérés, viciés ou putrides. Quand ces phénomènes sont précipités, ils prennent le nom de *crises*; excrétions abondantes, sueurs, hémorrhagies, dépôts dans les urines, etc.; on les appelle *métastases* toutes les fois que les symptômes d'une affection disparaissent subitement et qu'il se produit une maladie nouvelle dans une autre partie de l'économie : dans toute autre circonstance la maladie, *au lieu de se terminer*, se CONTINUE par la production d'accidents, de désordres, d'altérations, de désorganisations avec des phénomènes étrangers à l'état de maladie ainsi qu'à l'état de santé, et c'est par la raison, par cette loi que le trouble des fonctions entraîne nécessairement le mélange

des fluides et que le mélange des fluides entraîne
toujours l'altération, la viciation de ces mêmes
fluides et que la viciation des fluides a toujours
pour effet l'érosion, la division, l'altération et la
destruction des tissus organiques. Les accidents
dont les maladies deviennent cause quand elles
n'ont pu se terminer par le travail naturel et
la production des phénomènes que nous avons signalés, s'expliquent par la nature même des éléments matériels qui entrent dans la composition des
fluides, éléments qui, pour une cause ou pour une
autre, ne sont pas toujours et sont même rarement
dans les conditions favorables à l'action de la force
vitale qui les a agrégés et qui tend sans cesse à les
maintenir quand ils tendent sans cesse à s'y soustraire. Il est donc important de ne plus confondre
ces accidents avec les maladies, de ne plus prendre
ces accidents pour des maladies, de ne plus leur
donner le nom de maladies, puisqu'ils ne sont en
réalité que l'expression de phénomènes étrangers
aux maladies et le produit des maladies. C'est à ce
sujet que nous avons dit que si la médecine est regardée comme une science conjecturale, c'est parce
qu'on attend d'elle plus qu'elle ne peut faire. A l'é-
gard des maladies, la médecine est une science positive. Elle joint la connaissance des faits à celle des
causes *réelles* qui les produisent.

A l'égard des désordres, des accidents, des désorganisations partielles, des destructions que
causent les maladies quand elles n'ont pu se termi-

ner par le rétablissement de la santé, la médecine doit se déclarer hautement. Est-ce la faute de la science si, par incurie, par méfiance, les malades négligent de réclamer les secours tant qu'il en est temps encore?

Dans ces sortes d'affections, la médecine ne peut le plus souvent rien pour les guérir, parce que la nature même, la force de la constitution est usée dans la lutte contre la cause de la maladie et ses effets, et que la médecine, on ne saurait trop le répéter, n'est que l'art de venir en aide à la nature. *Naturæ minister medicus!*

Au nombre de ces accidents sont, à l'égard du système nerveux, les affections auxquelles on a donné les noms : d'anémies, d'asthénies, de paralysies, d'amaurose, de glaucome, etc.

A l'égard du système sanguin : les hémorrhagies, les apoplexies, l'hémoptysie, l'hématurie, la gastrorrhagie, etc.

A l'égard du système cellulaire : l'induration, le sclérome, l'éléphantiasis, etc.

A l'égard du système lymphatique : les scrofules, les ulcères des glandes, etc.

A l'égard du système séreux : l'ascite, les hydropisies, l'hydrocèle, l'hydrothorax, etc.

A l'égard du système muqueux : les catarrhes, les fausses membranes, l'asthme, le croup, etc. Il en est de même à l'égard des autres systèmes. Au nombre des désordres, des désorganisations sont les productions anormales, les végétations, les polypes, les kystes, les fongus, les tubercules, la phthisie, les cancers, les carcinomes, les exostoses, les nécroses, la gangrène, la pourriture, etc. C'est la mort envahissant peu à peu le corps et le transformant partiellement en cadavre... Les causes qui occasionnent l'altération, la viciation des fluides, des humeurs du sang, etc., qu'elles soient héréditaires ou occasionnelles, ont pour effet de déterminer des maladies, c'est-à-dire la production de phénomènes qui sont l'expression les unes de l'action de la cause et de ses effets, et qui sont les autres l'expression de la réaction des forces vitales; mais ces causes n'entraînent pas par elles-mêmes ces accidents, ces désordres que nous venons de signaler. Pour qu'ils puissent se produire, il faut qu'un de ces principes se rencontre et se combine avec un autre ou plusieurs. Ainsi, le principe ou l'élément dartreux ne produit que des phénomènes à lui propres; il en est ainsi de l'élément syphilitique, de l'élément scorbutique, de l'élément rabique, etc. Mais quand un de ces éléments vient par suite de dispositions constitutionnelles ou acquises à se combiner avec un autre dans un même individu, de cette combinaison d'éléments adultérés, il résulte une action délétère, désorganisatrice plus active. C'est ainsi qu'il faut comprendre la nature de la goutte, des tubercules, de la phthisie, des cancers, des carcinomes, des nécroses, etc., qui sont l'effet, le produit de la combinaison de divers fluides viciés, fermentescibles ou putrides. Il suit de ces considérations que les accidents, les désordres, les désorganisations partielles dont les maladies deviennent causes ne doivent pas, ne peuvent pas être confondus avec les maladies, qu'on ne doit pas leur donner le nom de maladies. De ces accidents, de ces désordres, il en est dont, dans certaines conditions, on peut procurer la guérison en temps opportun; il en est d'autres qu'on peut arrêter dans leur marche; il en est d'autres qu'il ne faut pas même essayer de guérir ; tels sont les *noli me tangere*. On avait des notions plus exactes de ces sortes de désordres qu'entraînent les maladies dans les écoles des Asclépiades autour de trois mille ans de ça, où l'on faisait jurer aux récipiendaires de ne point pratiquer l'opération du cancer et de laisser ce soin à ceux qui en faisaient profession.

Nous examinerons en traitant de la thérapeutique quels de ces accidents, de ces désordres peuvent être amenés à guérison, et dans quelles circonstances et pourquoi et quels doivent être abandonnés à euxmêmes sous l'influence des palliatifs : *principiis obsta !*

CHAPITRE VII.

L'art de mettre la science en application, de reconnaître la nature, les causes, les symptômes, etc.,
des maladies, et d'employer à temps et à propos les
moyens propres à procurer la guérison des malades,
constitue le médecin. En effet, il n'y a pas de maladies non pas seulement identiques, mais semblables,
sinon dans leurs causes, du moins dans leurs effets.
Une maladie prend toujours le caractère de la constitution ou du tempérament du malade, et les accidents qu'il éprouve par la suite, en réveillent toujours les symptômes. A l'état de santé chacun
offre au médecin un problème à résoudre, afin de
déterminer, chose plus importante que le vulgaire
ne le soupçonne, ce qu'il faut faire pour la conserver
et prévenir les maladies. (Savoir, c'est prévoir.) A
l'état de maladie chaque individu offre au médecin
un problème à résoudre, afin de déterminer ce qu'il
faut faire pour le rendre à la santé. O trois et quatre
fois heureux ceux qui d'un coup d'œil se font une
idée exacte des maladies et des moyens de les gué-

rir! Plus heureux ceux qui sont doués d'une seconde vue à distance. L'impuissance de la thérapeutique, par suite de l'impuissance des doctrines, a été cause que les maîtres se sont rejetés sur les sciences accessoires, qu'ils se sont efforcés de rendre dominantes. Les uns ont prétendu qu'on procurait la guérison des maladies par la physique, d'autres par la chimie, d'autres par des formules magistrales et officinales, d'autres ont fait consister la connaissance des maladies dans l'auscultation, la percussion, l'examen des urines, etc. On a détourné ainsi les esprits de l'observation de la nature, de l'observation des voies et des moyens qu'elle prend pour guérir les malades et on a préconisé et mis momentanément en faveur une foule de remèdes qui réussissent, mais seulement quand la nature supplée à leur nullité, ou supplée à leur impuissance, ou domine leur nocuité. Il en est qui prétendent que les désordres que l'on trouve dans les cadavres peuvent seuls caractériser les maladies; mais ce qui serait plus important encore à connaître, c'est, chose que personne n'a pu encore découvrir, quelles altérations ont subies les éléments matériels qui constituent les fluides pour acquérir ces propriétés délétères, destructives, qui se révèlent vers la fin des maladies. Ce n'est point avec des scalpels ou des instruments d'optique que l'on prendra jamais la nature sur le fait.

Pour pouvoir porter au jugement motivé sur une maladie, il faut commencer par le malade; il faut

juger sa constitution et son tempérament avant tout ,
remonter aux dispositions héréditaires, voir quel est
le système qui prédomine dans son tempérament.
On se met ensuite à la recherche de la cause de la
maladie, à l'étude des symptômes ; on apprécie, d'un
côté, ceux qui se rapportent à la cause et aux effets
divers qu'elle a produits, et de l'autre ceux qui se
rapportent à la réaction de la force vitale. On se
forme un jugement avant même d'adresser aucune
question au malade, et ses réponses ne valent, quand
on s'appuie sur des faits-principes, qu'autant qu'elles
s'accordent avec ces principes. On juge ainsi quel
système a été le premier troublé dans ses fonctions
ou vicié dans le fluide qui lui est propre, et quels
troubles , quelles altérations se sont produits par
suite dans l'organe auquel le malade rapporte la
maladie. En un mot, on juge le malade dans ses
rapports avec les agents extérieurs et dans ses rapports avec lui-même, au physique comme au moral ;
car les causes morales occasionnent des maux physiques.

Il n'est pas possible de tracer des règles, non pas
de diagnostic général ; mais de diagnostic particulier
en l'absence du malade ; il n'est pas possible d'indiquer un traitement pour procurer la guérison d'une
maladie absente avec le malade ; il faut laisser cette
illusion à ceux qui croient qu'il y a des médicaments qui guérissent les maladies ! Il faut surtout
éviter de se prononcer sur l'issue d'une maladie ;
rien ne jette la déconsidération sur le corps médical

tout entier comme quand un de ses membres a condamné un malade que la nature, par un mystérieux travail, fait revenir à la santé.

Le diagnostic est chose si importante que seul il peut mettre sur la voie des moyens propres à procurer la guérison des malades ou en détourner le médecin. On est assuré de se tromper toutes les fois qu'au lieu de se soumettre à la nature, on cherche à soumettre la nature à un système, à une doctrine qu'on a acceptée sans réflexion.

CHAPITRE VIII.

Si le mot maladie ne présente à l'esprit que des idées vagues, complexes, indéterminées, comment mettre un certain ordre dans les maladies? comment les ranger par classes, par ordres, par espèces, afin d'en faciliter l'étude? Thémison le premier établit deux espèces de maladies, celles qui proviennent du relâchement et celles qui proviennent du resserrement des tissus; après lui, Galien, Sydenham, Hoffman, Sauvages, Linné, Cullen, Pinel, Broussais, établirent des classifications. Comment mettre un certain ordre dans des maladies qui, provenant des mêmes causes que celles de la santé, varient à l'infini dans leurs effets d'après la diversité des constitutions et des tempéraments? Si on admet que les maladies consistent dans le trouble des fonctions régulières ou de la santé; si on substitue les mots trouble, altération de la santé au mot maladie, il suffira pour avoir des notions exactes des choses de rechercher quelles sont les causes qui occasionnent le trouble des fonctions, quel premier effet exerce leur action et quels autres se produisent par suite dans l'économie ; il en sera de même à l'égard des causes qui occasionnent l'altération de la santé ; or, il n'y a dans l'homme, en résumé, que deux ordres de fonctions, celles qui s'opèrent dans les systèmes en premier lieu et celles qui, par suite, s'opèrent dans les organes formés, composés par ces mêmes systèmes.

Si donc on veut établir une classification naturelle et aussi satisfaisante que possible, c'est par systèmes qu'il faut classer les maladies, en les considérant comme des troubles de fonctions ou des altérations des humeurs prenant naissance, selon la nature des causes, dans les systèmes d'abord et ne se portant, ne se fixant dans les organes pour les affecter que dans les circonstances où la nature et l'art n'ont pu procurer la guérison de la maladie pendant qu'elle était bornée à tel ou tel système.

Ainsi les systèmes nerveux, cellulaire, capillaire, artériel, veineux, exhalant, absorbant, lymphatique, séreux, muqueux, etc., peuvent seuls être le siége primitif des troubles de fonctions ou des altérations des humeurs et les maladies des organes ; de la tête, des yeux, de la poitrine, de l'estomac, etc., ne peuvent être le siége que d'affections consécutives. Si donc on ne s'applique qu'à l'étude des maladies organiques, sans tenir compte de celles qui les ont précédées dans les systèmes et qui leur ont donné naissance, on s'attaque uniquement à l'effet, sans tenir compte de la cause et en cherchant à rétablir les fonctions dans les organes, chose impossible sans les rétablir dans les systèmes, on ne peut que nuire au travail naturel qui ne procure la guérison des maladies des organes que par la guérison des mêmes maladies dans les systèmes. Ainsi, pour pouvoir mettre un certain ordre dans la classification des maladies, il faut les comprendre telles qu'elles sont en réalité, c'est-à-dire des troubles de fonctions dans les systèmes, dans tel ou tel, portés, fixés, sur tel ou tel organe. De là ressortiront les véritables indications thérapeutiques, et on finira par comprendre qu'il n'y a pas de maladies propres et particulières à chaque organe, à chaque partie des organes ; car, sous ce rapport, la science des scolastiques n'est pas plus avancée que celle de certains spécialistes, des dentistes, par exemple, de ceux, du moins, qui croient qu'en arrachant les dents on enlève avec elles les maladies qui sont la cause de la douleur, ou que celle des oculistes, qui ne voient dans les affections qui entraînent la perte de la vue que des maladies des yeux, des maladies qui se forment dans les yeux, quand l'expérience et les faits de tous les jours prouvent au contraire que les maladies dites des yeux sont toujours la suite et l'effet de maladies constitutionnelles qui, n'ayant pu se terminer par les forces naturelles, se portent, se jettent, comme on dit, sur les yeux. Aussi les déclarent-ils rebelles à toute médication, prétendant cependant les guérir avec le fer ou les caustiques.

Ainsi chaque système de l'économie peut être affecté de trouble de fonctions ou d'altération des fluides, c'est-à-dire de maladies qui lui sont propres et particulières.

Au système nerveux appartiennent celles auxquelles on donne les noms de douleurs, d'irritations, de névralgies, de névroses ; l'hystérie, l'épilepsie, la catalepsie, l'hypocondrie, etc., et quant au trouble des fonctions de ce même système, qui consiste en ce que le fluide nerveux se porte en trop grande quantité, s'accumule sur certaines de ses parties, se joignent des altérations des fluides, cet état constitue les maladies auxquelles on donne les noms de fièvres cérébrales, malignes, ataxiques, putrides, etc. Dans la rage il y a non-seulement trouble des fonctions, mais aussi il y a viciation des éléments qui constituent le fluide nerveux. Des phénomènes semblables se produisent à l'égard de *chacun* et de tous les autres systèmes sous l'influence des causes premières que nous avons signalées, celles qui occasionnent le trouble des fonctions et celles qui occasionnent l'altération des fluides, des humeurs, de la sérosité, du sang, etc. Il faut donc établir la classification des maladies : 1° en celles qui consistent dans le trouble des fonctions, dans les systèmes ; 2° en celles qui, de tel ou tel système, se portent, se fixent sur tel ou tel organe, par suite de dispositions constitutionnelles ; 3° en celles qui consistent dans l'altération des fluides dans les systèmes ; 4° enfin, en celles qui consistent à la fois et dans le trouble des fonctions et dans l'altération des fluides, dans les systèmes et dans les organes.

CHAPITRE IX.

**Des accidents et des désordres dont les maladies
deviennent cause.**

Les maladies qui consistent dans le trouble des
fonctions dans les systèmes ne donnent directement
lieu qu'à des accidents : épanchements, hémor-
ragies, hydropisies, etc. Celles qui consistent dans
la viciation des fluides donnent lieu à des désordres,
à des désorganisations des tissus.

Il faudrait pouvoir faire comprendre que le médecin a une triple mission à remplir ; la première
est de prévenir les maladies, la seconde d'en procurer la guérison tant qu'il en est temps encore ; la
troisième d'adoucir les maux qu'on n'a pu guérir.

La médecine préventive est une science dont les
maîtres ne se sont jamais occupés. Il est vrai que les
personnes qui se portent bien sont persuadées qu'elles
peuvent se dispenser des conseils d'un médecin, la
nature et la jeunesse y suppléent ; mais il n'en est
jamais ou presque jamais malheureusement longtemps ainsi. Il y a des maladies dont on hérite de ses
parents qui consistent surtout dans la viciation de
certains fluides, de certaines humeurs qui se trans-

mettent dans l'acte même de la génération et qui, par suite d'une fermentation insensible, font, un peu plus tôt ou un peu plus tard, explosion et causent ainsi une mort prématurée. C'est donc dès la naissance que le médecin doit être appelé à modifier favorablement, à corriger la constitution et le tempérament de l'enfant, dans le but de prévenir les maladies qui le menacent : les scrofules, la phthisie, les affections cancéreuses, etc. Il suffirait d'un rapport fait au moment de la naissance pour éclairer même plus tard le médecin. Ainsi les enfants nés de parents goutteux, tuberculeux, phthisiques, scorbutiques, etc., doivent s'attendre à être, un peu plus tôt ou un peu plus tard, atteints des mêmes affections, et ils le sont généralement; nous disons généralement et pourquoi? On est persuadé que les maladies de cause héréditaire sautent, comme on dit, une ou deux générations. Ce qui est vrai, c'est que la nature conservatrice procure souvent, par suite des modifications favorables qu'éprouvent la constitution et le tempérament de l'enfant par l'influence du climat, du régime, de l'éducation, un travail d'épuration et d'éliminatoin de produits altérés ou viciés qui le préserve ou rend l'affection moins grave quand elle se déclare. La nature indique ainsi ce que le médecin doit faire. De plus, il y a des maladies qui toujours menacent chaque constitution et chaque tempérament. La seconde mission que le médecin a à remplir est de procurer la guérison des maladies, guidé par la nécessité de venir en aide au travail naturel qui toujours s'opère plus ou moins accusé, par la réaction des forces vitales, par la force de la constitution et du tempérament. Il faut que le médecin s'applique surtout à guérir les maladies tant qu'il en est temps encore. Nous disons tant qu'il en est temps encore, par la raison que comme les maladies ne peuvent se terminer par le rétablissement de la santé qu'à la suite d'épurations et d'éliminations de produits altérés, viciés, fermentescibles ou putrides, ces produits, qui, en général, proviennent de la combinaison de divers éléments viciés, acquièrent, par suite de diverses combinaisons, des propriétés corrosives, ulcèrent, divisent, déchirent les tissus des organes, les détruisent progressivement. Or, comme pour que la guérison soit possible, pour que les organes puissent fonctionner comme auparavant ou à peu près, il faut qu'ils puissent se cicatriser, se réformer, se recomposer, ce travail de régénération n'est souvent pas au pouvoir de la nature ni du médecin. Voilà pourquoi il n'est pas possible de trouver, d'inventer, de fabriquer des remèdes pour guérir ces sortes d'accidents, ces désorganisations trop avancées.

Nous croyons devoir faire observer qu'on abuse étrangement de la signification du mot guérir ainsi que du mot guérison. Le mot guérir dérive du mot latin *curare*, de *cura*, soin ; *curare*, soigner, donner des soins ; de *curare* (prononcez *courare*) on a fait le vieux mot *guarir*. « Je le pançay, Dieu le guarit, » a dit Ambroise Paré. Autrefois on disait : *Curavi et mortuus est,*

je lui ai donné des soins et il est mort ; on tradui-
rait aujourd'hui : Je l'ai guéri et il est mort. Les
médecins disent : J'ai guéri cette maladie avec tel
médicament; ou : ce médicament n'ayant pas réussi,
je l'ai guérie avec tel autre. Le malade dit souvent :
Je me suis guéri sans rien faire. D'où il suit que
les médecins comme les malades abusent en général de la véritable signification du mot guérir et se
livrent à cet égard à toutes sortes d'illusions. En un
mot, guérir une maladie, c'est procurer la cessation
de la cause, c'est remédier à ses effets et faire, la nature aidant, que les organes reviennent, si c'est
possible et autant qu'il est possible, dans l'état où
ils étaient auparavant. La troisième mission du médecin est de calmer les douleurs physiques et morales ; mais comme à l'égard des douleurs physiques
on ne peut y parvenir que par l'emploi de ce qu'on
appelle en pharmacologie des médicaments stupéfiants ou narcotiques, il faut les diriger de manière
à ne pas empoisonner lentement les malades.

De ces appréciations, il faut conclure que la médecine est l'art de remédier aux maux de l'humanité (*medere*, *medicina*), l'art de prévenir les
maladies en corrigeant les constitutions et les tempéraments, connaissances bien plus avancées de nos
jours sous certains rapports, à l'égard des chevaux
et des chiens qu'à l'égard des hommes ; l'art enfin de
rendre la santé aux malades tant qu'il est temps encore ; mais il ne faut pas laisser croire au public que
la science peut être responsable de la négligence,

de l'incurie des malades, et qu'il est possible de découvrir des remèdes pour leur faire des organes jeunes et vigoureux, quand la nature et les maux se sont entendus pour les détruire en partie.

CHAPITRE X.

Le régime est l'usage raisonné de toutes les choses nécessaires à la vie et à la santé. L'individu n'é-
tant influencé en bien ou en mal dans ses rapports
avec les agents et les objets extérieurs, comme
dans ses rapports avec lui-même que dans la mesure de sa constitution et de son tempérament, l'application du régime est nécessairement toujours relative.

Le préjugé qui fait qu'on attribue à l'emploi exclusif des médicaments la guérison des maladies, est
cause que, dans l'esprit des médecins et du public,
la préparation et l'administration des médicaments
sont regardées comme la partie la plus importante
de la médecine, et que le régime, les soins, les
précautions hygiéniques, qui, dans l'état de santé,
entretiennent la vie, n'étant considérés que comme
des moyens accessoires, on les réserve généralement pour la convalescence; c'est le contraire
qui est vrai. Les médicaments, tels que la pharma-

cologie actuelle les comprend, doivent être l'exception et l'emploi du régime la règle, comme nous l'établirons en traitant des moyens de procurer la guérison des malades. Ainsi, pour ne citer qu'un fait, on n'a pas besoin, on peut se dispenser de recourir à l'emploi des médicaments proprement dits, des substances qui, suppose-t-on, n'ont aucune des propriétés des aliments, dans toutes les maladies qui consistent dans le trouble des fonctions avant qu'elles aient entraîné la viciation des fluides. Ainsi, l'influence du régime, l'air, la lumière, l'électricité, le repos, le travail, les aliments, les boissons, les sensations, les sentiments, etc., exercent une action constante sur la santé, tandis que l'action d'un ou des médicaments est éphémère, momentanée, et ne peut avoir pour effet que de venir accidentellement en aide à la production naturelle de certain des phénomènes nécessaires au rétablissement de la santé. Or, si les maladies proviennent des mêmes causes que la santé, si ces causes n'agissent que selon la nature des constitutions et des tempéraments, si elles se modifient à l'égard de chaque individu dans leurs effets, n'est-il pas monstrueux de supposer qu'il est possible d'en comprendre la guérison dans une formule, ou sous le cachet d'une bouteille avec ou s. g. d. g., ou de s'enquérir avidement dans la science avec quoi, avec quelle drogue, avec quel remède on peut procurer la guérison de telle ou telle maladie ou d'examiner sérieusement si le hasard, père des découvertes, n'aurait pas

enfin, après tant de siècles d'attente et de déceptions, fait surgir quelque remède plus ou moins
secret pour guérir des maladies inguérissables!

O vanas hominum mentes!

CHAPITRE XI.

Résumé.

De l'ensemble des notions ou de la doctrine que nous avons exposée sur la nature du corps humain, sur la matière qui le compose, sur le principe ou la force ou la volonté qui préside à son organisation et à sa conservation temporaire, résulte la méthode qu'il faut suivre pour arriver par la saine raison à la connaissance, à la juste appréciation des faits qui constituent la vie et la santé, ainsi que de ceux qui occasionnent le trouble ou l'altération de la santé.

Le positivisme pour nous consiste dans l'accord de la raison et de la conscience individuelle (sans se préoccuper des opinions des autres), à l'égard des faits compris dans les causes réelles, c'est-à-dire naturelles qui les engendrent, sans chercher à pénétrer l'essence, la nature, la forme, les attributs, etc., de la cause première et mystérieuse qui les produit tous. Or, la médecine ou l'art de prévenir les maux et de les guérir est une science positive; elle repose sur ce fait premier ou principe : Il y a dans l'univers une force, un principe, une VOLONTÉ, qui rassemble divers éléments matériels pour composer les corps, qui leur impose ainsi des formes et par suite des propriétés nouvelles. Cette force est à l'égard du corps humain organisatrice, conservatrice et jusqu'à un certain point réparatrice; elle est l'effet premier d'une cause intelligente, par la raison que cette cause accuse un but et que, quelque défectueux que soient les moyens, elle arrive toujours à son but. Ce but est, à nos yeux du moins, la conservation indéfinie de l'espèce humaine, comme de toutes les autres, par la conservation temporaire et exceptionnelle des individus.

Elle est positive, parce que de ce principe résultent nécessairement des phénomènes relatifs d'un côté à la cause et de l'autre à la matière, et que ces phénomènes résultent de rapports plus ou moins constants auxquels on a donné le nom de lois naturelles dont la manifestation donne la connaissance des causes de la vie par la santé ou par l'ordre dans les fonctions des divers organes, ainsi que des accidents, relatifs à l'imperfection des lois naturelles et de la nature de la matière, qui occasionnent le désordre, qui consiste dans le trouble des fonctions, ou dans l'altération des humeurs ou dans les deux.

Elle est positive, parce qu'elle prouve qu'il n'y a pas dans le monde deux principes légendaires, le principe du bien ou de la santé et le principe du mal sans cesse occupé à défaire ce que l'autre fait et que les mêmes causes qui font la vie et la santé, ces mêmes causes sont par suite de l'exagération, de la diminution de l'action qu'elles exercent ou de l'altération matérielle des éléments qui les composent, des causes de trouble les unes, et d'altération de la santé les autres.

Elle est positive parce qu'elle ne reconnaît, avec plein assentiment de la raison, que des faits, et qu'elle les rapporte aux causes réelles qui les produisent : parce qu'elle caractérise les phénomènes qui se rapportent à l'action des causes dans toute maladie et les distingue de l'action, de la réaction de la force vitale exprimée par la force de la constitution et du tempérament.

Elle est positive, parce qu'elle comprend la nature des maladies, parce qu'elle leur assigne leur véritable siége, parce qu'elle prouve que ces maladies ne se forment pas, ne prennent point naissance dans les organes, dans tel ou tel, etc., parce qu'elle donne la raison des affections sympathiques ou consécutives, etc.

Elle est positive, parce qu'elle a pour but de prévenir les maladies, d'en procurer la guérison en venant en aide au travail naturel qui tend sans cesse à la conservation de l'individu et qu'elle ne confond pas les maladies avec les accidents, les désordres, les désorganisations dont elles deviennent causes quand elles ne peuvent se terminer par le rétablissement de la santé.

Elle est positive enfin parce que par elle seule le médecin sait ce qu'il croit et pourquoi il le croit ;

ce qu'il fait et pourquoi il le fait ; qu'il sait s'arrêter où la nature et l'art sont impuissants à l'égard des maladies.

Elle est positive surtout parce qu'elle relève la dignité de l'homme dans la personne du médecin ; parce qu'elle le fait ne dépendre que de sa raison et de sa conscience ; parce qu'il ne reconnaît que l'autorité des faits accompagnés des causes réelles qui les produisent, enfin parce qu'il est assez sage pour ne point chercher vainement à pénétrer le mystère de l'essence, de la nature, de la forme, des attributs de la cause première qui les produit.

D'où l'on doit tirer cette conclusion qu'en fondant la médecine sur les maladies, sur la connaissance des maladies, en faisant des maladies l'unique objet de ses observations, de ses études et de sa pratique, la science séculaire ne s'est établie que sur une négation et parce qu'elle a méconnu l'autorité des lois naturelles pour leur substitue des suppositions ou systèmes, elle a été dans l'e reur sur les maladies, sur la nature des maladies, sur les causes, les symptômes des maladies, etc., etc., et par suite, sur les moyens qu'elle a préconisés et mis en application pour les guérir. C'est cette dernière proposition dont il nous reste à donner la confirmation et la preuve.

DEUXIÈME PARTIE.

Thérapeutique.

C'est chose généralement irrémédiable que de se chausser l'esprit, comme dit Montaigne, de suppositions, de systèmes, de doctrines que l'on accepte sans réflexion et sans jugement. Tous ceux qui ont enseigné ont mis en avant que les connaissances anatomiques et physiologiques étaient les seuls fondements de la science de la médecine et tous, au lieu de les accepter selon leurs manifestations naturelles, les ont interprétées à leur gré dans le but d'en faire des applications impossibles. Nous allons voir que la thérapeutique physiologique est la seule acceptable.

On donne le nom de thérapeutique à cette partie de la médecine qui traite spécialement de la guérison des maladies ; elle comprend les indications, les signes des maladies et les moyens de les remplir, ces indications. Or, ces indications ne peuvent être que la déduction, la conséquence des principes à l'aide desquels on cherche à se rendre compte des causes des maladies et de leurs effets ou faits pathologiques ; aussi ont-elles varié selon les diverses doctrines, ainsi qu'ont varié les divers agents ou substances qui ont été mis en application pour les remplir et qu'on comprend sous le nom de MATIÈRE MÉDICALE. Les Asclépiades qui, les premiers, exercèrent avec honneur et dignité la médecine dans la Grèce, ne professèrent pendant plus de cinq cents ans aucune doctrine ; ils se bornèrent à l'observation ; ils avaient pour principe que c'est la nature qui guérit les maladies, qui cicatrise les plaies, qui tarit les ulcères, qui ressoude les os, etc. ; mais du temps de cet Hippocrate auquel on attribue les divers traités qui nous sont parvenus sous ce nom, l'École ou mieux la famille des asclépiades, car ces médecins adoptaient pour enfants ceux qu'ils acceptaient pour disciples, était divisée en deux camps : ceux de Cnide et ceux de Cos. A ces derniers appartenait Hippocrate. Ceux de Cnide prétendaient, pour expliquer les maladies, que l'homme est tout sang, tout bile ou tout pituite : Ceux de Cos soutenaient que l'homme est un composé de sang, de pituite, de bile jaune et de bile noire, et que dans l'excès ou le défaut de l'une ou de l'autre de ces humeurs consistaient les maladies (HIPP., *de naturâ hominis*). Les Asclépiades de Cos furent ainsi les fondateurs de l'humorisme, de la doctrine qui attribue à l'altération des humeurs toutes les maladies. Malgré le bruit fait autour du nom d'Hippocrate, ce médecin n'a jamais fait école. Thessalus et Dracon, ses fils, ainsi que Polybe, son gendre, se séparèrent de lui pour fonder la secte du dogmatisme d'après la philosophie de Platon. Ce fut l'humoriste Galien qui, six cents ans plus tard, ranima la doctrine d'Hippocrate. Depuis, la médecine a suivi les idées scientifiques dominantes en même temps que les préjugés populaires et une foule de systèmes se sont succédé. Deux surtout se partagent de nos jours la crédulité des médecins et du public. L'un, c'est le système de Broussais ; l'autre, c'est le système d'Hahnemann, le système dit homœopathique. D'après le premier, toute maladie consiste dans l'inflammation ou la subinflammation. Il suffit dans le premier cas de faire cesser l'inflammation pour procurer la guérison de la maladie ; dans le second, on met en application la méthode dite *empirique*, qui consiste dans l'emploi de tout médicament dont *l'action n'est pas connue, mais qui cependant détruit la subinflammation* (sic). Quant à l'inflammation, on la combat par des saignées générales, puis locales, par la diète, etc.

D'après le système d'Hahnemann, toute maladie a pour cause le *désaccord du principe vital...* et toute maladie consiste dans un symptôme : symptôme ou maladie, c'est tout un! Il suffit pour la guérir de faire se produire un symptôme semblable ; deux symptômes semblables ne pouvant exister à la fois, le symptôme accidentel détruit nécessairement le symptôme ou la maladie première. Pour y parvenir,

on a recours aux médicaments qui, chez l'homme
sain, produisent des symptômes semblables à ceux
qu'on veut détruire. Dans ce but, on n'administre
les médicaments qu'à des quantités infinitésimales,
par la raison que ces médicaments, se portant *directement* sur l'organe malade, sont toujours assez forts
pour produire des symptômes supérieurs à ceux des
maladies. C'est ainsi qu'on parvient à raccorder le
principe vital desaccordé! *Credat Judeus Apella.*

Mais autour de ces systèmes qui dérivent, le
premier, d'un matérialisme incompris ; l'autre d'un
vitalisme indéterminé, gravitent, comme eux, dans
l'absurde, une foule d'autres systèmes, illusions ou
ambitions scientifiques, philosophiques, pharmaceutiques, chimiques, commerciales, industrielles, etc.

D'aucuns, parmi les médecins, ne trouvant dans
les systèmes qui se sont produits jusqu'à ce jour
aucun point d'appui pour le raisonnement, se font
éclectiques, c'est-à-dire puisent de côté et d'autre,
sans règle et sans méthode, ce qui sourit à leur
imagination ; d'autres se proclament *empiriques*,
c'est-à-dire s'en rapportent à l'expérience sans raisonnement, ne jugent que par les faits ; mais impuissants à les rapporter aux véritables causes qui
les produisent, ils confondent ainsi les faits vrais
avec les faux. D'autres enfin, dégoûtés, désabusés
de toutes les doctrines de la science, s'abandonnent
au *scepticisme* et ne croient pas plus à la médecine
qu'à ses médicaments, d'où l'axiome: *régime vaut
mieux que médecine.*

C'est en effet encore une question, savoir : si la médecine telle qu'elle a été comprise depuis son origine, a été en général plus utile que nuisible à la société; car dans toute maladie, il arrive toujours nécessairement de deux choses l'une : ou le malade finit par triompher de la maladie, ou la maladie finit par causer la mort du malade. Or, tant qu'on ne sera pas parvenu à déterminer la part que la médecine peut prendre avec ses médicaments à la guérison des maladies, on restera toujours dans les mêmes incertitudes et les mêmes erreurs.

Dans l'enfance des peuples, l'instinct de conservation, la peur, ont été le mobile de toutes les pensées, de toutes les actions. Les prêtres, qui en tous lieux furent les premiers médecins, s'emparèrent facilement des esprits et comme ils considéraient les maux, les maladies comme des effets de la colère de dieux qu'ils personnifiaient avec les formes et les faiblesses de l'humanité, c'est en les apaisant par des prières, des expiations, des sacrifices, etc., qu'ils prétendaient les guérir; de là cette thérapeutique théurgique, mystique, apocalyptique, par les prières, les rêves, les songes, les révélations, les évocations, la magie, les sortiléges, les oracles, les sibylles, les exorcismes, etc. Ceux qui, après des prêtres, attribuèrent les maladies à des causes naturelles, les philosophes et les médecins à leur suite, cherchèrent à les guérir par des moyens naturels. On supposa d'abord que certaines herbes, certaines plantes portaient en elles-mêmes la vertu de guérir certaines maladies. Le dictame guérissait les blessures, la centaurée guérissait les ulcères, etc. Mais la vertu des plantes ne répondant bientôt plus aux espérances qu'on avait conçues, et d'après cette croyance, encore générale, qu'autour de nous le bien se trouvant partout à côté du mal, de même le remède doit se trouver à côté de la maladie, on se mit à le chercher... On mêla diverses herbes, certaines plantes les unes avec certaines autres, puis on leur associa des substances minérales et animales dans l'espoir de rencontrer ainsi par hasard le remède qui devait posséder la vertu de guérir telle ou telle maladie et par suite toutes les maladies sans doute... Ainsi furent mis en usage les simples, puis les remèdes composés, les substances minérales et animales, même les plus immondes, les mithridates, les thériaques, la quintescence, le *totum continens*, les produits alchimiques, pharmaceutiques, chimiques, etc., tout, en un mot, ce qui constitue ce vaste arsenal de drogues, de remèdes, auquel on donne le nom mérité de *matière médicale.*

C'est ainsi que la matière médicale a passé successivement des médecins aux herboristes, des herboristes aux apothicaires, des apothicaires aux pharmaciens et des pharmaciens aux chimistes; l'herboriste cependant est resté debout à travers ces révolutions comme une protestation vivante de la raison contre la science !

On donne aujourd'hui le nom de pharmacologie

($\varphi\alpha\rho\mu\alpha\varkappa\grave{o}\nu$, médicament; poison) à cette partie de la
médecine qui traite spécialement des substances
propres à procurer la guérison des maladies. La
pharmacologie est un système d'après lequel on suppose que c'est par des substances auxquelles on
donne le nom de MÉDICAMENTS qu'il est surtout possible de procurer la guérison des maladies. La
pharmacologie ne se rattache à aucune doctrine.
Elle ne juge que par les faits, par les guérisons qui
s'opèrent, et comme elle est dans l'ignorance des
causes réelles qui les produisent, elle les attribue,
quand elles se produisent naturellement, à l'action
des médicaments qu'elle préconise; quand, au contraire, la guérison ne peut s'opérer naturellement,
ni par l'emploi des médicaments, l'impuissance des
médicaments n'altère en rien la faveur dont ils jouis-
sent dans l'esprit des pharmacologistes et de ceux
qui partagent leurs illusions.

La pharmacologie officielle, c'est d'elle seule que
nous devons nous occuper puisqu'elle est la loi et
les prophètes, admet trois sortes de médicaments :
1° les médicaments naturels; 2° les médicaments
pharmaceutiques; 3° les médicaments ou produits
chimiques. Les médicaments naturels ne sont pas
en estime dans l'esprit des pharmacologistes. Ils
accordent une grande supériorité, les uns à l'action
des préparations pharmaceutiques, les autres aux
produits chimiques.

Pour que les médicaments naturels affirment les
premiers puissent produire plus sûrement leur effet,

il faut avant de les mettre en application, qu'ils subissent certaines préparations dans l'officine des
pharmaciens, qu'ils soient revêtus de certaines formules *secundùm artem!* soit pour augmenter ou pour
diminuer leur action, soit pour obtenir à la fois les
effets de divers médicaments, soit pour obtenir de
divers médicaments les effets qu'un seul ne pourrait
produire, soit enfin pour donner aux médicaments
une forme agréable et masquer ce que l'odeur ou
la saveur ont de désagréable!

Les pharmaciens et les médecins pharmacologistes
supposent, pour expliquer l'action des médicaments,
les uns que les substances médicamenteuses, portées
dans le torrent de la circulation, pénètrent avec le
sang dans toutes les parties de l'économie et procurent ainsi l'effet *inconnu*, mais nécessaire à la guérison de la maladie. Selon les autres, les molécules
qui composent les substances médicamenteuses,
après s'être mêlées au sang, agissent directement
sur les extrémités des nerfs, et c'est par l'intermédiaire du système nerveux que leur action a lieu
pour procurer la guérison des maladies; enfin, selon d'autres encore, certains médicaments, aussitôt
dans l'estomac, transmettent au cerveau une impression excitante qui, du cerveau, se propage à tout
le corps et procure la guérison des maladies. Les
pharmacologistes enseignent que les médicaments,
bien qu'ils comprennent sous ce nom les substances
qui n'ont aucune des propriétés des aliments, doivent de préférence être administrés par l'estomac,

autant et toutefois que c'est possible ; dans les cas contraires, on les met en application à l'extérieur par la peau et ses ouvertures naturelles.

Les pharmacologistes tracent des règles pour l'emploi des médicaments ; ils indiquent à quelles doses ils doivent être administrés, etc.

La pharmacologie officielle range les médicaments dans un certain nombre de classes ; elle les divise :

En TONIQUES, qui donnent du ton et de la vigueur aux organes ;

ASTRINGENTS, qui resserrent les tissus ;

EXCITANTS, qui stimulent les organes ;

NARCOTIQUES, qui agissent sur le système nerveux ;

VOMITIFS, qui surexcitent les contractions de l'estomac ;

PURGATIFS, qui procurent des évacuations ;

TEMPÉRANTS, qui modèrent la chaleur animale ;

RUBÉFIANTS, qui irritent les parties où on les applique ;

CAUSTIQUES, qui les brûlent et les désorganisent ;

VERMIFUGES, qui ont la propriété de chasser ou de tuer des vers.

C'est parmi ces médicaments et surtout dans la manière de les préparer, que la science pharmacologique enseigne qu'il faut chercher les moyens de guérir les maladies.

La classe des médicaments toniques comprend des préparations pharmaceutiques, des produits chimiques et des substances naturelles, la quinine, le sulfate de quinine, l'acétate de quinine, la cinchonine, etc., le fer, l'oxyde noir de fer, la bile de bœuf, le quinquina, la centaurée, la gentiane, la bardane, le houblon, le trèfle d'eau, certaines eaux minérales ferrugineuses, etc., etc.

Parmi les astringents : l'alun, l'acide sulfurique, le sulfate de fer, le sulfate de zinc, l'acétate de plomb, l'écorce de chêne, le tan, le ratanhia, la bistorte, la noix de galle, le grenadier, le cachou, etc.

Parmi les excitants : l'acétate d'ammoniaque, l'arséniate de potasse, de fer, le vin, le café, le thé, l'alcool, le poivre, la sauge, la mélisse, le fenouil, l'anis, le genièvre, les eaux minérales acidules ou gazeuses, etc. On distingue parmi les médicaments excitants ceux qui agissent plus particulièrement sur les organes, les expectorants, les diurétiques, les sudorifiques, les emménagogues, l'iode, l'iodure de potassium, le phosphore, le mercure, la noix vomique, etc., etc.

Parmi les narcotiques ou stupéfiants : la morphine, la narcotine, la codéine, la méconine, la narcéine, l'atropine, le pavot, l'opium, le coquelicot, la laitue, la belladone, le datura, le tabac, etc., etc.

Parmi les purgatifs et laxatifs : le miel, les huiles, les pruneaux, le tamarin, la casse, le séné, le jalap, la coloquinte, la scammonée, la rhubarbe, la manne, certaines eaux minérales, etc.

Parmi les rubéfiants : la moutarde, le garou, l'euphorbe, la clématite, les cantharides, etc.

Parmi les caustiques : la potasse, le nitrate d'argent, l'acide nitrique, les arséniates, le sulfure de cuivre, le fer rouge, l'eau bouillante, etc.

Parmi les vermifuges : l'ail, la mousse de Corse, la fougère, le semen-contra, l'absinthe, l'étain, etc.

Tels sont, en résumé, les médicaments auxquels les médecins et pharmaciens pharmacologistes attribuent dans leurs pharmacopées la propriété de procurer la guérison des maladies.

La pharmacologie n'est qu'un système, avons-nous dit, mais ce système est en opposition avec le simple bon sens, avec les leçons de l'expérience, la nature et les faits bien observés, c'est-à-dire rapportés aux véritables causes qui les produisent. La pharmacologie n'admet pas l'action évidente que les médicaments exercent sur les fluides, sur le sang, les humeurs. Ils n'ont d'action, comme on vient de le voir d'après cette classification, que sur les tissus, sur les organes et sur le système nerveux, et par une contradiction inexplicable, bien qu'elle ne reconnaisse aux médicaments aucune des propriétés des aliments, elle, la pharmacologie, est forcée d'admettre les aliments dans presque toutes les classes de médicaments qu'elle a établies ; seulement elle les place après les préparations pharmaceutiques et les produits chimiques. Pour pouvoir s'entendre dans tout raisonnement, il faut commencer par convenir de la signification et de la valeur des mots. La pharmacologie est, dit-on, la science des médicaments. Et d'abord qu'est-ce qu'un médicament ? A cette question les pharma-

cologistes répondent : Il n'est pas possible de déterminer la différence qui existe entre un aliment, un
médicament et un poison. Mais on entend par
aliments toutes les substances qui peuvent servir à
la nutrition et à l'assimilation, et sous les noms de
médicaments et de poisons toutes celles qui n'ont
aucune des propriétés des aliments ; mais s'il n'est
pas possible de déterminer, dans une question aussi
grave, la différence qui existe ou qui peut exister
entre l'aliment, le médicament et e poison, par
quelle étrange aberration d'esprit peut-on affirmer
que c'est surtout par l'emploi des médicaments
qu'on peut procurer la guérison des maladies ? De
plus, il n'est pas vrai que les médicaments ne contiennent aucune des propriétés des aliments. Le
manioc est à la fois, ainsi qu'une foule d'autres
substances alimentaires, un aliment et un poison.

La matière médicale sous quelque forme, autre que
la forme naturelle, qu'elle se soit produite à la suite
des systèmes qui sont tombés les uns sur les autres
et les uns après les autres, a toujours été instinctivement repoussée et condamnée par la raison des
médecins qui ont pensé par eux-mêmes. Voici à cet
égard comment s'exprime le plus illustre de tous :

« La matière médicale, dit Bichat (*Anat. génér.*),
» n'a jamais été exprimée par des systèmes. Cette
» science a toujours été influencée par ceux qui
» ont dominé ; de là le vague et l'incertitude qu'elle
» présente. Incohérent assemblage d'opinions elles-
» mêmes incohérentes, elle est peut-être de toutes

» les sciences, si on peut lui donner ce nom, celle
» où se peignent le mieux les travers de l'esprit
» humain Que dis-je ? ce n'est point une science
» pour un esprit méthodique, c'est un assemblage
» informe d'idées inexactes, d'observations puériles,
» de moyens illusoires, de formules aussi bizarre-
» ment conçues que fastidieusement assemblées. On
» dit que la pratique de la médecine est rebutante ,
» je dis plus : elle n'est pas sous certains rapports
» *celle d'un homme raisonnable*, quand on en puise les
» principes dans la plupart de nos matières médi-
» cales. Otés les médicaments dont l'effet est de
» stricte observation, les évacuants, les diurétiques,
» les antispasmodiques et ceux qui agissent sur une
» fonction déterminée, que sont nos connaissances
» sur les autres ? A quelles erreurs ne s'est-on pas
» laissé entraîner dans l'emploi et la dénomination
» des médicaments ? On créa les obstruants quand
» la théorie de l'obstruction était en vogue ; les in-
» cisifs naquirent quand celle de l'épaississement des
» humeurs lui fut associée. Les expressions de dé-
» layants, d'atténuants et les idées qu'on leur atta-
» che furent mises en avant à la même époque.
» Quand il fallut envelopper les âcres , on créa les
» inviscants, les incrassants ; ceux qui ne virent
» que relâchement ou tension, que *laxum et stric-
» tum*, employèrent les astringents et les relâchants ;
» les rafraîchissants et les réchauffants furent mis
» en usage par ceux qui eurent spécialement égard
» à l'excès ou au défaut de calorique, etc. Des

7

» moyens identiques ont eu souvent des noms dif-
» férents, suivant la manière dont on croyait qu'ils
» agissaient, désobstruant pour l'un, relâchant pour
» l'autre, rafraîchissant pour un autre, le même
» médicament a été tour à tour employé dans des
» vues toutes différentes et même opposées. Tant
» il est vrai que l'esprit de l'homme marche au ha-
» sard quand le vague des opinions le conduit. »

Tel est encore l'état de la matière médicale comprise sous le nom de pharmacologie, en faveur de laquelle cependant la loi, telle qu'elle a été inspirée, sépare deux choses inséparables, la tête qui pense de la main qui exécute! Il est bien difficile, tant est fragile la volonté humaine, de se livrer à la recherche de la vérité par pur amour pour elle; je ne connais pas d'homme, pas de philosophe du moins, qui n'ait sacrifié à l'intérêt personnel ou à l'amour-propre. Pythagore, on le sait, imposait à ses disciples cette croyance qu'il avait assisté sous je ne sais quel nom au siége de Troie et que la nature l'avait doué d'une cuisse d'or; Socrate se prétendait inspiré par son démon familier, et je le soupçonne de s'être rémunératoirement entendu avec les prêtres de Delphes pour se faire déclarer par l'oracle le plus sage de tous les hommes. Est-il surprenant après cela que les médecins qui ont régné momentanément sur les autres aient eu leurs petites faiblesses?

Il faut bien reconnaître pourtant que l'espèce humaine s'est continuée pendant de longs siècles avant l'invention de la médecine; que cette science est née de l'ignorance, des préjugés et des superstitions populaires dont elle porte et conservera toujours les stigmates; qu'elle s'est continuée sous la pression d'idées théocratiques, puis philosophiques, qu'elle tend enfin à entrer dans une voie raisonnable. Personne n'ignore que les familles sont devenues des peuples; que des peuples nombreux sont parvenus à un degré de population extrême sans le secours de la médecine; qu'il y a dans tous les pays, sous toutes les latitudes des individus qui parviennent à la plus extrême vieillesse et meurent ou mieux cessent de vivre naturellement; que d'autres souvent se dressent inopinément sous les plis du suaire où la médecine les croyait ensevelis. Enfin, il faut reconnaître qu'il n'y a pas une seule maladie parmi toutes celles qui portent un nom *qui ne guérisse naturellement* sans médecine et sans médicament. On est donc forcé d'avouer qu'il y a quelque chose d'antérieur et de supérieur à la médecine, quelque chose qui de tout temps a veillé et qui veille encore sans doute à la conservation de l'espèce par la conservation exceptionnelle de l'individu; ce quelque chose est ce qu'on a appelé de tout temps et ce qu'on appelle encore aujourd'hui la force vitale, la force qui fait l'homme naître, vivre et cesser de vivre sitôt qu'elle l'abandonne à lui-même.

Si donc la création ou du moins l'organisation du corps est l'effet de la force vitale, si la vie est le résultat de la régularité des fonctions ou de la santé ce qui est la même chose, il est évident que la connaissance de la santé, des causes qui font et qui entretiennent la santé, des phénomènes qui se produisent par leur action, sous leur influence, conduira seule et nécessairement à la connaissance des causes qui occasionnent accidentellement le trouble ou l'altération de la santé, autrement dit des maladies ; car les maladies ne consistent que dans l'exagération, la diminution ou l'altération des causes de la santé. Or, quels que soient les phénomènes qui se produisent à l'état de santé comme à l'état de maladie, ils ne se produisent qu'en vertu de certains rapports plus ou moins constants qu'on appelle les lois naturelles (*lex, ligare,* lier). C'est sous la pression de ces lois et par suite par l'action de la force vitale que s'opèrent dans les conditions que nous avons signalées tous les phénomènes de la vie et de la santé, ainsi que ceux qui accompagnent le trouble et l'altération de la santé. Si donc il y a quelque chose, une force, un principe, n'importe le nom qu'on lui donne, qui dans certaines circonstances prévient les maladies, procure la guérison des maladies, et qui dans d'autres circonstances est impuissant ou finit malgré ses efforts par être impuissant à procurer le rétablissement de la santé, ce qu'il faut savoir ou du moins chercher à savoir, c'est dans quelles circonstances et pourquoi la force vitale est tantôt puissante et tantôt impuissante à procurer la guérison des mêmes maladies. Or, il suffit d'ouvrir les yeux pour voir que la santé, qui

n'est autre chose que la vie en action, ne s'entretient que par des phénomènes de nutritions et de rénovations incessantes et que ces phénomènes nécessitent un travail d'assimilation et par suite d'épurations et d'éliminations continuelles. Ainsi c'est par
des épurations et des éliminations de produits altérés,
viciés ou putrides que s'entretient la santé et c'est
(la maladie ne consistant que dans l'altération,
l'exagération ou la diminution des mêmes phénomènes que ceux de la santé) par les mêmes moyens
et par les mêmes voies, après toutefois la cessation
de la cause, que s'opère la guérison de toute maladie... *Sic natura sibi invenit vias!*

Ainsi, de quelque affection, de quelque maladie
qu'une personne soit atteinte, elle ne peut revenir à
la santé que d'après certaines lois naturelles : 1° il
faut avant tout que la cause première cesse d'agir,
ou qu'elle soit éliminée ou neutralisée ou détruite,
ou que le malade soit soustrait à son action; 2° il
faut qu'il s'opère dans l'économie un travail *naturel*,
par la force de la constitution ou du tempérament,
d'épurations des fluides, des humeurs, du sang, etc.;
3° il faut qu'il s'opère un travail *naturel* d'éliminations de rejet au dehors de matières altérées, viciées,
fermentescibles ou putrides; 4° enfin il faut que les
tissus, les systèmes, les organes, les appareils toujours plus ou moins altérés, lésés, ulcérés, divisés,
puissent par un travail naturel de régénération, de
cicatrisation, de recorporation, revenir à l'état anatomique ou à peu près où ils étaient avant, afin de

procéder à l'exercice de leurs fonctions respectives;
voilà comment, par quel travail, par quels phénomènes à la production desquels la science de la médecine est seulement et uniquement appelée à venir
en aide, guérissent les maladies. En dehors de la
production de ces faits, de ces actes, le malade ne
peut revenir à la santé. *Hæret lateri lethalis arundo!*

Suivez le cours de toute maladie, vous ne la verrez
jamais se terminer favorablement que par la cessation de la cause qui l'a déterminée et puis en passant successivement et alternativement par les
diverses phases que nous venons de signaler; mais
ne confondez pas les maladies, ce qui constitue la
maladie, c'est-à-dire la lutte encore indécise entre
l'action de la cause et de ses effets et l'action, la
réaction des forces vitales, avec les accidents, les
désordres, les désorganisations dont elles deviennent cause toutes les fois qu'elles n'ont pu se terminer par le rétablissement des fonctions régulières;
de la santé! Ce ne sont plus alors des maladies, c'est
l'agonisation lente et progressive de tel ou tel organe dont l'importance des fonctions explique pourquoi la mort est plus ou moins imminente, plus ou
moins prompte.

Aussi ces phénomènes auxquels on donne le nom
de fièvre sont-ils la plus manifeste expression de
cette lutte qui constitue la maladie, et quand la
fièvre ne peut par ses efforts, en rassemblant au dedans toutes les forces de l'économie pour rejeter au
dehors les produits viciés ou les éléments altérés

qui sont en partie la maladie, réussir à produire le travail nécessaire, son impuissance annonce que la force vitale s'épuise en efforts inutiles (fièvre hectique) , et que le malade succombe et succombera nécessairement. La nature étant impuissante, ce n'est pas la science assurément qui pourra se substituer à elle, les Asclépiades ne l'ignoraient pas : φυσεος αντιπραττουσης κευνεα παντα! Si le médecin n'est d'accord avec la nature, tout ce qu'il fait est inutile.

Si donc la thérapeutique est cette partie de la médecine qui traite des moyens de procurer la guérison des maladies, il suit qu'il n'y a que quatre indications à suivre et qu'il ne peut y avoir par suite que quatre classes de moyens, d'agents ou de substances propres à les remplir : 1° ceux propres à faire cesser les causes et leurs effets; 2° ceux propres à venir en aide au travail naturel afin de procurer les épurations; 3° ceux propres à venir en aide au travail naturel, afin de procurer les éliminations; 4° enfin ceux propres à venir en aide au travail naturel afin de procurer le rétablissement des fonctions régulières par le rétablissement des organes dans l'état anatomique où ils étaient auparavant, ce qui simplifie la matière dite médicale et réduit la pharmacologie à sa juste valeur. Ainsi, l'art de guérir les maladies se résume dans la connaissance et l'application méthodique des moyens agents ou substances propres à faire cesser les causes, et à venir en aide à la constitution et au tempérament du malade pour la production du travail naturel et par suite des phénomènes que nous venons de signaler.

Le but que doit se proposer le médecin n'est pas la guérison des maladies telles qu'elles ont été comprises, définies et exposées par la science; ce but, c'est la guérison du malade, distinction qui, pour les esprits superficiels, peut paraître inutile; mais qui ne le sera pas pour les esprits sérieux; car s'il est possible d'établir des principes pour parvenir à la guérison des malades, il ne l'est pas pour établir des principes, afin d'arriver sûrement à procurer la guérison des maladies; il n'y a pas de thérapeutique appliquée, de thérapeutique spéciale en l'absence du malade, il n'y a pas deux maladies semblables même occasionnées par la même cause; d'où il résulte que la connaissance de la constitution et du tempérament, qui modifient ces causes dans leurs effets, doit toujours primer, en saine thérapeutique dans l'esprit du médecin, la connaissance de la maladie; car seule, elle peut l'éclairer sur le diagnostic, sur la gravité ou l'innocuité de la maladie et cela est si évident qu'il y a des constitutions qui ne sont pas accessibles aux causes des maladies et des tempéraments qui éliminent les autres par leurs propres forces. Pour se rendre compte de ces principes, il ne faut pas perdre de vue que les maladies ne prennent point, ne peuvent pas prendre naissance dans les organes dans tel ou tel, ou dans les solides ou les fluides qui les composent. C'est faire fausse route que chercher à découvrir ou à fabriquer des remèdes, de préconiser l'emploi de tel ou tel médicament pour la guérison des maladies de la tête, des yeux, de la poitrine, du cœur, il faut voir la maladie dans tel ou tel système avant de la considérer et la poursuivre dans tel ou tel organe, soit qu'elle consiste dans le trouble des fonctions, soit qu'elle consiste dans l'altération des humeurs.

S'il est vrai que les mêmes agents, les mêmes substances, les mêmes sensations, impressions, etc., sont, non par eux-mêmes, mais selon la diversité des constitutions et des tempéraments ou des causes de santé ou des causes de trouble ou d'altération de la santé, il est évident que les mêmes causes peuvent produire des effets contraires, et que c'est une erreur de croire qu'il y a des causes indéterminées qui font la santé et des causes adverses qui donnent naissance aux maladies. De plus, il est évident que c'est une erreur de croire que c'est par l'emploi de médicaments qui n'ont aucune des propriétés des aliments qu'on procure surtout la guérison des maladies, quand ce ne peut être au contraire que par l'action des mêmes agents, des mêmes substances, des mêmes moyens, qui, dans certaines conditions d'action ou d'influence, sont ou des causes de santé ou des causes de maladie. L'emploi de ces substances auxquelles on donne le nom de médicaments n'est que l'exception, et il est un grand nombre de maladies, toutes celles par exemple qui consistent dans le simple trouble des fonctions des systèmes, à l'égard desquelles il n'est pas nécessaire de recourir à l'emploi des médicaments proprement dits. Les agents qui font et entretiennent la santé sont les agents atmosphériques, hygiéniques, les substances alimentaires, l'exercice, le repos, les sensations modérées, les sentiments, etc., tout en un mot ce qui agit sur ou dans l'individu dans certaines conditions d'influence ou d'action modérée ; ces agents agissent à l'état de santé comme à l'état de maladie, tandis que les médicaments tels qu'on les comprend, qu'ils soient simples ou composés, ne peuvent servir qu'à neutraliser certaines causes des maladies et à procurer au besoin des éliminations, mais non des épurations, effets qui n'appartiennent qu'aux substances alimentaires, aux agents atmosphériques, etc. Les agents ou médicaments qui peuvent servir à neutraliser, à faire cesser les causes qui altèrent ou vicient les fluides, les humeurs, le sang, etc., sont réduits à un petit nombre ; ce sont le mercure, le soufre, le fer, l'iode, l'arsenic, etc. Les fluides s'épurent par l'action de certaines substances alimentaires, par celle des agents atmosphériques, etc.

Ce n'est pas la satisfaction des besoins qui engendre les maladies ; elles sont bien plus rares dans les campagnes, parmi les gens occupés de travaux rustiques et sobres par nécessité, que dans les villes. Tant que les Romains s'occupèrent de conquêtes, ils vécurent de l'agriculture ; ils se passèrent de médecins, au rapport de Pline, pendant plus de cinq cents ans, quand ils furent devenus les maîtres du monde.

Sœvior armis

Luxuria incubuit, victumque ulciscitur orbem!

dit Juvénal.

C'est uniquement par les impressions, les sensations que l'individu éprouve de la part des agents extérieurs comme en lui-même, qu'il est averti de ce qui peut lui être utile, favorable ou nuisible, qu'il vit, qu'il se protége, qu'il évite les accidents dont il est sans cesse menacé; ce n'est pas l'intelligence qui le dirige à l'égard de sa conservation, car l'intelligence n'est que la faculté de comparer et de juger les idées; c'est un sentiment irréfléchi, c'est l'instinct qui est une émotion, une impulsion sans notion, sans réflexion, c'est l'instinct de conservation qui, à l'égard des aliments, lui fait accepter ceux qui lui sont utiles et repousser ceux qui lui sont nuisibles, il suffit qu'ils soient acceptés par les sens, qu'ils soient surtout odorants ou sapides. C'est l'instinct de conservation qui, seul, établit la différence entre les aliments, les médicaments et les poisons. Toute sensation, toute impression désagréable, est une voix qui appelle l'attention, *sobrii estote, fratres, et vigilate*, dit saint Paul. Si on se contente de dire que sous le nom d'aliments on comprend, sans les caractériser, toutes les substances qui peuvent servir à la nutrition et à l'assimilation, et sous les noms de médicaments et de poisons toutes celles qui n'ont aucune des propriétés des aliments, on confond les substances alimentaires avec l'aliment, avec les éléments de ces substances

qui peuvent servir à la nutrition et à l'assimilation,
et devenir ainsi pour un temps partie intégrante de
l'économie. Les substances alimentaires ne sont en
effet converties en aliments qu'après avoir subi diverses modifications successives ; il faut qu'elles
soient broyées et pénétrées par divers sucs, par le
travail de la mastication, puis élaborées par l'estomac, qui les réduit en une masse uniforme ; puis il
faut que cette masse soit élaborée par le second estomac qui, à l'aide de la bile et du suc pancréati-
que, la divise en deux parties : l'une le *chyme* destiné à être directement rejeté au dehors ; l'autre le
chyle qui, dans l'intestin, est recueilli par un appareil spécial (les vaisseaux chylifères), qui le char-
rient et le déposent dans la circulation ; il faut, de
plus, que, mêlé au sang, l'élément alimentaire su-
bisse l'action de l'air dans les poumons, et c'est
seulement alors qu'il est aliment, qu'il peut, en
partie, servir à la nutrition et à l'assimilation. Aussi
n'y a-t-il qu'une très-minime quantité des substances alimentaires ingérées qui soit de nature à être
métamorphosée de manière à pouvoir, combinées
molécule à molécule avec celles du sang, constituer
l'aliment proprement dit. Le premier qui a compris
l'aliment ainsi caractérisé c'est Bordeu. « La masse
» du sang, dit-il (*Recherches sur les maladies chroni-*
» *ques*), est le résultat de l'assemblage d'une quan-
» tité donnée de petits corps qui doivent être mis
» au nombre des premiers instruments de la vie, en
» ce qu'ils sont à portée de réveiller les diverses

» nuances de sensibilité ; ils rendent le sang propre
» à toutes les fonctions auxquelles il est destiné
» dans chaque partie qui y trouve son aliment, son
» *stimulus*, des sucs propres à réveiller son senti-
» ment propre. Le travail intérieur résultant de
» l'action de tous ces corps, insensible et mécon-
» naissable à nos yeux, mais très-sensible pour la
» vie radicalement inhérente aux nerfs, est une des
» causes premières de toutes les révolutions qui ar-
» rivent au corps. Nous ne voyons, nous ne calcu-
» lons que les effets et les impressions qui en résul-
» tent dans les organes sujets à notre anatomie ; la
» nature s'est réservé les mouvements et les combi-
» naisons intérieures qui nous échappent et que les
» chimistes ne peuvent saisir, parce qu'ils commen-
» cent par les détruire dans leurs effets et que, dans
» les objets soumis à la vie animale, ils ne peuvent
» pas défaire et refaire, décomposer et recomposer
» suivant leur logique qui n'est applicable qu'à
» très-peu de corps organisés. »

Ce n'est donc pas sans raison qu'on a dit : *Sanguis est vita*, le sang c'est la vie! L'air est l'aliment de la vie, *pabulum vitæ, aer*! L'action de l'un est inséparable de l'action de l'autre. La distinction que la scolastique a vainement cherché à établir entre les aliments, les médicaments et les poisons est purement illusoire ; il n'est pas vrai que les aliments ne possèdent aucune des propriétés des médicaments ; il suffit qu'on en fasse usage sans appétence, sans nécessité ou à des quantités immodérées pour qu'ils se convertissent en médicaments ; la magnésie, la chaux, le carbone, le soufre, le fer, etc., se combinent, bien que les pharmacologistes les considèrent comme des médicaments, servent à former les substances alimentaires et font en certaine mesure partie des aliments. Ce qui est aliment pour l'un est souvent médicament pour un autre. Le lait, qui est l'aliment par excellence, qui seul fournit à la production de tous les fluides et de tous les solides, contient des éléments divers qui ne sont pas considérés comme des aliments : de la chaux, de la soude, du fer, de la magnésie, etc.

Il y a dans le règne végétal des poisons qui sont à la fois des aliments, le manioc, les champignons..., de même dans le règne animal, sans que la chimie prétendue médicale puisse en aucune manière signaler l'altération ou la différence des éléments qui les composent.

Les toxicologistes éprouvent pour dire ce que c'est qu'un poison la même impossibilité que les pharmacologistes pour dire ce que c'est qu'un médicament. Ils donnent le nom de poison à toutes les substances qui, administrées à très-petites doses, peuvent occasionner la mort. L'odeur de la violette, par exemple, serait un poison pour certaines personnes, et ce ne serait que par la mort que le médicament se convertirait en poison ! Quelle nécessité de recourir, dans l'intention de procurer la guérison des maladies, à l'emploi de poisons dont il n'est pas possible de prévoir ou de diriger l'action, quand il est si facile de leur substituer des substances qu'on peut mettre en application sans aucun danger !

Comme il n'est pas possible à la chimie appliquée à la médecine de reconnaître les altérations que les agents et les substances naturelles subissent dans les éléments qui les composent, les corps qui agissent sur nous et en nous peuvent à notre insu dans certaines circonstances, se changer en poisons. Il y a ainsi des poisons atmosphériques, des poisons végétaux, animaux, etc. On dit que le mercure, l'opium, l'arsenic, sont des poisons, et cependant il y a des pays où l'on fait un usage habituel du sublimé corrosif, de l'arsenic, de l'opium, sans qu'en apparence du moins, personne soit empoisonné... C'est qu'il en est des aliments, des médicaments et des poisons comme de tous les agents qui agissent sur ou dans l'économie ; ils produisent chacun un effet favorable ou nuisible selon la nature des éléments qui les composent, la manière dont on en fait usage, et selon la nature des constitutions et la diversité des tempéraments.

La physique est la science qui a pour objet l'étude des phénomènes que présentent les corps tant qu'ils n'éprouvent pas de changement dans leur composition ; elle vient ainsi en aide à la physiologie. La chimie, au contraire, est la science qui décompose les corps, et traite des phénomènes qui résultent de cette décomposition, c'est-à-dire que la chimie commence par soustraire les corps à l'action des lois naturelles, à l'action de la cause qui les a produits pour les étudier en dehors de son action. Les chimistes sont dans la vérité quand ils avancent que les corps sont composés de molécules ou petites masses identiques dont une force inconnue, qu'ils désignent sous les noms d'affinité , de cohésion ou d'attraction moléculaire, réunit les éléments ; mais ils enseignent ce qu'ils ignorent quand ils prétendent que les corps sont uniquement composés d'oxygène, d'hydrogène, de carbone et d'azote, et qu'ils donnent le nom de corps simples à ceux dont, par les procédés qu'ils mettent en application, on ne peut tirer qu'une seule espèce de molécules (1).

Ainsi la chimie est la science qui s'occupe des corps bruts, des corps non organisés, non vivants ; elle les dissout en partie, les divise, les réduit en gaz, en vapeurs, en fluides, en molécules ; elle les modifie, fait qu'ils affectent par suite diverses combinaisons, de nouvelles formes, et accusent des propriétés autres ; d'où il suit qu'il n'y a qu'une chimie, la chimie *inorganique,* celle qui étudie, non pas la composition, mais la décomposition des corps. Il n'y a donc pas de chimie médicale, de chimie qui puisse

---

(1) Il en est du système des médecins chimistes comme de celui des médecins histologistes : les premiers font dépendre toutes les connaissances de l'étude de la décomposition des corps naturels ; les seconds les rapportent à l'étude de la forme qu'affectent les molécules qui composent les corps, admettant cependant des matières amorphes ou sans forme déterminée, mêlées à des éléments anatomiques, à des principes immédiats, dont l'organisation s'opère d'elle-même, *ce sont des effets sans cause.*

remonter de la connaissance de la nature morte à
la connaissance de la nature vivante, puisqu'il lui
est impossible de refaire, de recomposer les corps
qu'elle a défaits et de prouver ainsi l'exactitude de
ses procédés et la vérité de ses assertions.

Les chimistes de la médecine et de la pharmacologie élèvent la prétention de remonter par leurs
analyses à la connaissance des causes des maladies
et des effets qu'elles produisent, quand ces phénomènes ne peuvent s'expliquer que par les connaissances anatomiques, physiques et physiologiques
qui n'altèrent en rien la composition et l'action
des corps naturels. Comment peuvent-ils se faire
illusion au point d'argumenter des effets qui se produisent dans leurs cornues et leurs alambics à ceux
qui s'opèrent par l'action des lois et des forces
naturelles dans l'estomac et les autres parties de
l'économie ?

Ces chimistes en sont venus à faire croire aux
médecins de la science officielle qu'il était en leur
pouvoir d'extraire de chaque substance alimentaire
précisément l'élément, le principe actif ou nutritif
à l'exclusion de tous les autres, et de chaque médicament et de chaque poison précisément l'élément,
le principe qui, à l'exclusion de tous les autres, possède la propriété de procurer ou de servir à procurer
la guérison des maladies... Qu'il nous suffise de
rappeler l'histoire de la gélatine extraite des tissus
fibreux, cartilagineux, osseux, que le chimiste
Darcet fit un moment passer par devant les Aca-

8

démies des sciences et de médecine pour un aliment
supérieur, pour un bouillon économique et philan-
tropique. *Ab uno disce omnes !*

Il faut bien se garder cependant de confondre la
chimie économique, la chimie industrielle avec la
chimie médicale. La première procède à la décomposition des corps et des substances naturelles, afin
de les faire mieux servir à la production de phénomènes en dehors des lois naturelles ; la seconde, au
contraire, décompose les corps et les substances
naturélles pour les faire mieux servir à l'accomplissement des lois naturelles.

Si la chimie médicale fait des agents plus actifs
des médicaments, des poisons plus dangereux, fait-
elle pour cela des substances dont l'action doit être
préférée à celle des substances naturelles ? Ne pro-
duit-on pas les mêmes effets nécessaires au rétablissement de la santé avec le pavot ou le suc de pavot
par exemple, qu'avec la morphine, la narcotine, la
codéine, la para-morphine, avec le quinquina
qu'avec la quinine, avec le café qu'avec la caféine,
avec la belladone qu'avec l'atropine, avec l'ipéca
qu'avec l'émétine, etc. ?

La chimie médicale n'a pu jeter aucune lumière
sur la nature des éléments qui composent les médicaments et les poisons ; sur la nature des altérations
que subissent les aliments, les agents atmosphériques, les gaz, les vapeurs, les effluves, les miasmes,
les vices, les virus, les venins, les poisons et sur
les altérations que subissent les fluides, les humeurs,

le sang, etc. Elle n'a servi jusqu'à ce jour qu'à l'enfantement de produits chimiques dont l'utilité peut à bon droit être contestée.

Comment des industriels, des personnes affiliées commercialement au métier de par la loi il est vrai; mais privés des connaissances nécessaires, ont-ils pu persuader aux médecins et persuader à euxmêmes qu'il était en leur pouvoir de composer, de fabriquer des remèdes pour guérir les maladies? C'est l'anatomie qui seule fait connaître la structure, l'organisation du corps humain, la forme, la distribution de chaque fibre, de chaque tissu, de chaque système, de chaque organe, de chaque appareil; c'est la physiologie qui fait connaître quelles fonctions chaque fibre, chaque tissu, chaque organe, chaque appareil est destiné à remplir, les actes que produisent les fluides, le sang, les humeurs, etc., et qui seule par suite peut mettre sur la voie de la connaissance des causes qui font et entretiennent la santé, et de celles qui occasionnent le trouble ou l'altération de la santé. Heureux le médecin ou le malade qui peut passer sa vie dans la douce satisfaction de se livrer à l'essai toujours nouveau de ces remèdes; l'espérance du moins reste au fond de la boîte de Pandore.

Ce n'est donc ni par la pharmacologie, ni par l'application de la chimie médicale à la thérapeutique, que l'on peut arriver à la connaissance des agents et des substances propres à venir en aide à la production des phénomènes naturels nécessaires

au rétablissement de la santé. Tout corps en effet,
toute substance, toute impression, sensation, etc.,
tout agent en un mot exerce, dans l'ordre des lois
naturelles et dans les rapports de l'individu avec
les objets extérieurs, comme dans ses rapports avec
lui-même, une action propre, unique et spéciale
dans des conditions données et le même corps, la
même substance, le même agent, les mêmes impressions, sensations, etc., exercent sur le même individu, dans des conditions d'influence extrême ou
contraire, un effet contraire c'est-à-dire peut-être
une cause de santé, une cause de rétablissement de
la santé, ou une cause de trouble ou d'altération de la
santé. Ainsi, pour ne parler que de ces agents auxquels on croit devoir donner le nom de médicaments
et auxquels on attribue la guérison des maladies, le
pavot exerce une action propre et spéciale sur le
cerveau, l'ipéca sur l'estomac, la digitale sur le
cœur, la belladone sur l'iris, le soufre sur le foie,
le goudron sur les poumons, le nitre sur les reins,
la sabine sur l'utérus, les cantharides sur la vessie,
l'aloès sur l'intestin ultime, le fer sur le sang, le
mercure sur le virus syphilitique, la garance sur les
os, l'iode sur les glandes, l'arsenic sur le système
capillaire, etc.; et les mêmes agents dans des conditions d'action, d'influence ou d'applications extrêmes ou inopportunes produisent chacun un effet
contraire. Ainsi les mêmes moyens qui modifient
favorablement les fluides, les organes, les appareils,
modifient par suite favorablement leurs fonctions

et produisent des effets favorables dans certaines circonstances, nuisibles dans d'autres au rétablissement de la santé ; au lieu de procurer le calme, le repos, le sommeil, le pavot produit un effet contraire, cause des insomnies, des maux de tête ; un purgatif agit comme émétique, un émétique comme un purgatif, etc. Ces effets se produisent, non par une double propriété inhérente à la nature de chaque médicament, mais selon l'opportunité, selon la quantité à laquelle on l'administre et surtout selon la susceptibilité de la constitution et du tempérament. C'est donc faire erreur que croire qu'on peut remplacer un médicament par un autre, par son succédané comme on dit ; l'action du stramonium, qui a pour effet de troubler les idées, n'est pas la même que celle de la ciguë, de la morelle, de la jusquiame, de la laitue, de l'aconit, etc. Ainsi, tout moyen, tout agent, toute substance mis en application jusqu'à ce jour pour procurer la guérison de telle ou telle maladie, n'a eu pour résultat que de produire un effet, un seul propre à venir fortuitement en aide au travail naturel pour la production de certain des phénomènes nécessaires au rétablissement de la santé, soit à la cessation de la cause de la maladie, soit aux épurations, soit aux éliminations, soit enfin au rétablissement des fonctions régulières. Si donc nous savons quelque chose à l'égard de l'action des agents et des substances thérapeutiques, c'est qu'elles modifient d'une manière favorable ou défavorable les fonctions des systèmes

et par suite des organes. Il n'y a donc pas de médicament *spécifique*, en ce sens que ce médicament
produit ou peut produire la guérison d'une maladie;
mais uniquement dans ce sens que ce même médicament mis en application à temps et d'une manière
convenable, produit toujours le même effet sur ou
dans l'économie ; mais il n'est pas possible que seul
il puisse produire les divers effets nécessaires au
rétablissement de la santé. S'il ne nous est pas donné
de connaître autrement que par leurs effets la manière dont agissent les substances thérapeutiques,
les agents atmosphériques, les substances alimentaires, etc., si c'est par contact moléculaire ou par
modification chimique ou par les deux, toujours est-il
que nous savons qu'ils ne peuvent agir que par l'entremise du système nerveux et de la sensibilité organique, c'est-à-dire de la sensibilité propre à chaque
fluide, à chaque tissu, à chaque partie en dehors de
la sensibilité propre au système nerveux qui met
l'individu en rapport avec les agents ou les objets
extérieurs. Ainsi nous savons que tout corps est
composé de molécules identiques qui en forment la
masse, molécules accessibles à nos moyens d'inves-
tigation parce qu'elles tombent sous nos sens; quant
aux éléments qui les constituent, ils nous sont encore
inconnus, et la chimie ne fournit à leur égard que
des données hypothétiques. Nous ne pouvons juger
des corps que par l'impression qu'ils font sur nos
sens et les éléments moléculaires n'ont d'action que
sur la sensibilité organique ou nerveuse ; c'est ainsi

que se modifient mystérieusement les fluides, les humeurs, le sang, les tissus, les systèmes, les organes sous l'action ou l'influence des corps naturels et des substances médicamenteuses, et c'est ainsi par suite que sont modifiées leurs fonctions d'une manière favorable ou défavorable à la production des effets nécessaires à la guérison des maladies.

C'est une erreur de croire avec les pharmacologistes que, pour que les médicaments naturels puissent produire plus sûrement leur effet, il faut qu'ils subissent certaines préparations pharmaceutiques, ou qu'ils soient revêtus de certaines formules *secundum artem*; soit pour augmenter ou diminuer leur action, car ce n'est qu'en augmentant ou diminuant la quantité, la dose qu'on peut augmenter ou diminuer l'action d'un médicament; soit pour obtenir à la fois les effets de plusieurs médicaments, car il est physiologiquement impossible que plusieurs médicaments administrés à la fois puissent en même temps produire chacun leur effet; soit pour obtenir de divers médicaments des effets qu'un seul ne pourrait procurer, car plusieurs médicaments administrés ensemble n'agissent que par la substance en eux dominante, témoin les thériaques, les eaux minérales, les formules composées toujours d'un médicament auquel on donne le nom de *base*; soit enfin pour donner aux médicaments une forme agréable et masquer ce que l'odeur ou la saveur ont de désagréable, c'est-à-dire pour tromper l'intelligence de l'instinct de conservation qui les repousse.

Il faut, et c'est ce qu'indique le simple bon sens et ce que proposait Bichat dans son projet de réforme de la matière médicale, n'administrer, si toutefois on veut se rendre compte de leur action, qu'un seul médicament à la fois. De même c'est une présomption que de régler et de fixer dans les pharmacopées la dose à laquelle on doit administrer les médicaments : il est bien plus sage de commencer par des quantités telles qu'elles ne puissent produire des effets trop actifs, dangereux ou nuisibles et de les élever jusqu'à la production de l'effet qu'on veut obtenir. Telle dose, en effet, qu'on peut croire trop active est souvent inerte, et telle qu'on croit trop faible opère souvent des effets trop actifs.

C'est encore une erreur des pharmacologistes d'enseigner que les médicaments qui, selon leurs préjugés, n'ont aucune des propriétés des aliments, doivent de préférence être administrés par l'estomac. Ils n'ont pas compris ce fait physiologique, que l'estomac est un organe formé, composé par les mains de la nature afin de procéder à une certaine préparation première des substances alimentaires ingérées, à les réduire en une masse homogène seulement. La présence des médicaments et des poisons qui ne sont pas des aliments exerce donc naturellement une action hostile sur l'estomac et ne peut que nuire à cet organe et le troubler dans ses fonctions.

Il y a trois manières de mettre les substances médicamenteuses en application : 1° par la méthode dite iatraleptique, par la peau, à l'extérieur ; 2° par

l'estomac; 3° par la méthode dite endermique. La
méthode iatraleptique a été longtemps en faveur. La
méthode endermique consiste à enlever l'épiderme,
à dénuder la peau pour y déposer les substances que
l'on veut livrer à l'absorption ; mais comme la nature réparatrice se met aussitôt en œuvre pour procéder à un travail de cicatrisation, quelques heures
après la dénudation, il ne se fait plus d'absorption
et l'action du médicament n'est qu'éphémère ou
momentanée.

La méthode préférable pour l'emploi des médicaments, des substances qui ne sont point des aliments, substances que repoussent l'instinct de conservation, l'odorat, le goût, est donc la méthode
externe ou iatraleptique. Par elle on produit plus
sûrement les mêmes effets, à l'occasion surtout du
mercure, du soufre, de l'arsenic, etc., et on évite
de nuire et de troubler les fonctions de l'estomac
mieux disposé à venir en aide à la convalescence.

Qu'on administre les médicaments par l'estomac
ou qu'on les confie à l'absorption par la peau, c'est
toujours par la même voie, par le même système, le
système absorbant, qu'ils sont introduits dans l'économie. Les médicaments, les substances que repousse l'instinct de conservation, celles qui n'ont
réellement aucune des propriétés des aliments ne
passent point, comme on le suppose dans la science,
de l'estomac et des intestins dans la circulation,
ne suivent pas la même voie que les aliments
réduits en chyle et ne sont pas par la même voie

distribués dans toutes les parties de l'économie par
le système artériel. La physiologie enseigne que
chaque organe est formé, composé pour remplir une
fonction qui lui est propre ; le cerveau pense, l'œil
voit, l'oreille entend, les poumons inspirent et expi-
rent, etc., l'estomac a pour fonction unique de faire
subir certaine préparation première aux substances
alimentaires, de les réduire en une masse uniforme
laquelle dans le second estomac est séparée en deux
parties : l'une, le chyme destiné à être directement
rejeté au dehors ; l'autre, le chyle qui comprend les
éléments propres à servir en partie seulement à la
nutrition et à l'assimilation. Les vaisseaux dits
chylifères ont pour fonction de s'emparer uniquement du chyle, afin de le transporter et de le verser
dans le torrent de la circulation.

Les médicaments, les poisons comme les parties
des substances alimentaires qui n'ont pu être réduites en chyle ne sont pas acceptées par la sensibilité organique des vaisseaux chylifères qui se resserrent, se crispent, se ferment à leur contact. Ces
agents aussitôt introduits dans l'estomac sont ou
rejetés au dehors par les vomissements ou suivent
la même voie que le chyme, ou s'ils sont réduits à
l'état moléculaire, de plus les vaisseaux absorbants
s'en emparent aussitôt pour être par les voies des éliminations supplémentaires rejetés au dehors. Si des
substances qui n'ont aucune des propriétés des aliments, qui ne peuvent être transformées en chyle
étaient acceptées par les vaisseaux chylifères, leur

présence occasionnerait les accidents les plus graves ; l'alcool, par exemple, coagulerait l'albumine. Les molécules qui constituent les médicaments et les poisons, tels du moins que les pharmacologistes les comprennent, ainsi qu'une partie des substances alimentaires qui n'ont pu être réduites en chyle, sont saisies par le système absorbant pour être par leur moyen rejetées au dehors, et c'est dans ce trajet de l'intérieur à l'extérieur vers la peau que s'exerce l'action de ces médicaments, qu'ils opèrent des modifications favorables ou défavorables sur tel ou tel tissu, sur tel ou tel fluide, sur tel ou tel organe. Que si, pour prouver qu'ils sont absorbés comme et par la même voie que les aliments, on avance qu'on en retrouve certains dans le sang, c'est qu'ils y ont été déposés par la voie de l'absorption et non portés par les vaisseaux chylifères.

En résumé, qu'on mette en application les substances qui n'ont aucune des propriétés des aliments par l'estomac ou à l'extérieur, si elles sont réduites à l'état moléculaire c'est toujours par la même voie, par le même système, par les vaisseaux absorbants qu'ils sont introduits de l'intérieur à l'extérieur ou de l'extérieur à l'intérieur dans l'économie intime. Il est donc plus rationnel, afin d'éviter de nuire aux fonctions de l'estomac et de ses annexes, de les appliquer à l'extérieur et de les confier à l'absorption cutanée. Il faut seulement excepter les vomitifs que l'on met en application afin d'agir d'une manière hostile à l'estomac, de solliciter les con-

tractions de ses fibres, afin de procurer des vomissements. L'emploi de ces agents contre lesquels se
révolte l'instinct de conservation , et auxquels seuls
on devrait donner le nom de médicaments, offre à
l'égard de certaines maladies dont ils neutralisent
ou détruisent seulement la cause (altération, viciation
des fluides, des humeurs, du sang), les plus grands
avantages. Si on les applique à l'extérieur par la
méthode endermique ou iatraleptique, on évite d'ir-
riter l'estomac et les intestins ; leur absorption est
plus directe ; on mesure facilement le temps nécessaire à la production de leur effet ; on évite les accidents qui peuvent survenir à la suite de leur administration par l'estomac ; on la dirige avec plus de
facilité ; on est sûr de ne causer aucun accident :
déposez quelques gouttes de suc de belladone sur
les paupières supérieures, après quelques minutes
vous aurez produit la dilatation des pupilles, phéno-
mène qui prouve que cette substance a été intro-
duite et portée par la voie de l'absorption sur les
parties de l'iris sur lesquelles s'exerce uniquement
son action.

La méthode endermique doit donc être préférée,
à l'égard de l'emploi des substances repoussées par
l'instinct de conservation, à leur administration par
l'estomac. S'il est vrai que la guérison des maladies
ne peut s'opérer que par la cessation de la cause,
par des épurations, par des éliminations et puis par
le rétablissement des fonctions régulières, il est évident qu'il suffit de connaître les agents, les moyens

et les substances propres à concourir à la production de ces divers effets, n'importe à quelle classification qu'on les soumette, pour rendre la santé aux malades. D'où il faut conclure qu'au lieu d'être appelés à guérir les maladies, les agents et les substances thérapeutiques ne peuvent servir qu'à venir en aide au travail naturel qui tend sans cesse à la production des phénomènes nécessaires au rétablissement de la santé.

On est tellement imbu, aveuglé par ce préjugé qui consiste à croire que c'est surtout par des médicaments, des remèdes magistraux ou officinaux, etc., qu'on procure la guérison des maladies, que la proposition qui va suivre paraîtra sûrement, à la première impression, dure, malsonnante et sentant l'hérésie ; elle n'est cependant que l'expression d'une vérité : *Il n'est pas possible de procurer la guérison d'une maladie quand elle affecte tel ou tel organe,* par l'emploi d'une substance, d'un médicament simple, ni par l'emploi d'un remède composé. C'est impossible par l'emploi d'un médicament simple, d'un seul... parce qu'un médicament ne peut produire qu'un seul effet. Si cet effet procure, par exemple, la cessation de la cause de la maladie, il n'aura aucune action sur la production des autres phénomènes nécessaires au rétablissement de la santé, sur les épurations, les éliminations et le retour des fonctions régulières. Si ce médicament est propre à procurer les épurations, il ne sera pas propre à faire cesser la cause de la maladie et à procurer les éliminations ; s'il est propre à procurer les éliminations, un purgatif par exemple, il n'exercera aucune action sur la production des autres phénomènes nécessaires. Si donc il arrive par hasard que l'emploi d'un agent, d'une substance, d'un médicament est suivi du rétablissement de la santé, l'emploi du mercure par exemple, c'est, chose insoupçonnée, que l'emploi du mercure a produit la neutralisation de la cause de la maladie, du virus syphilitique et que les autres effets nécessaires à la guérison de la maladie ont été opérés par la force de la constitution ou du tempérament du malade, par les forces naturelles. Le mercure n'est donc un spécifique qu'en ce sens qu'il a pour effet de procurer la cessation de la cause des affections syphilitiques, mais non de les guérir pas lui-même. De même, il est impossible de procurer la guérison d'une maladie organique par l'emploi d'un remède composé, quand même il contiendrait les médicaments, les substances propres à faire cesser la cause et à produire les autres effets, parce que ces effets divers ne peuvent se produire à la fois et tous ensemble ; il faut que la cause de la maladie ait cessé d'agir avant qu'il puisse s'opérer un travail naturel d'épurations et d'éliminations, travail qui n'a lieu qu'alternativement et successivement sous l'action de la force du tempérament et d'après les lois naturelles. Si donc la guérison d'une maladie s'opère à la suite de l'emploi d'un médicament simple ou d'un remède composé, c'est que la nature supplée, dans l'état actuel des connaissances médicales, à l'impéritie du médecin. C'est une erreur, par suite, de croire qu'il y a des remèdes qu'il est possible d'inventer ou de composer et dont il suffit de faire usage pour guérir telle ou telle maladie.

La médecine est à la fois une science et un art inséparables ; les agents, les moyens, les substances thérapeutiques ne sont que des *outils* ; ce sont les couleurs dont le peintre se sert pour faire un tableau ; il ne suffit pas de les appliquer aveuglément sur la toile pour produire un chef-d'œuvre ; de même, c'est l'intelligence du médecin qui donne de la valeur aux agents, aux moyens, aux substances qu'il met en application pour procurer la guérison des malades. Il n'y a pas de médecine sans médecin (1) !

Nous avons dit qu'en saine thérapeutique, en thérapeutique physiologique, puisque nous ne pouvons juger de l'action des moyens ou des agents que

---

(1) Les lois qui établissent en France une séparation entre le médecin et le pharmacien défendent précisément ce que, dans l'intérêt de la morale et de l'humanité, elles devraient ordonner ; elles sont en opposition avec la conscience et les devoirs du médecin. Il serait plus avantageux de suivre l'exemple de nos voisins les Anglais : chez eux la loi, faisant la part des préjugés, établit deux espèces de médecins, les uns d'un ordre inférieur, les *surgeons*, qui sont à la fois médecins et pharmaciens, qui ordonnent, préparent et administrent eux-mêmes leurs remèdes, qui savent ainsi ce qu'ils font et avec quoi ils le font ; les autres, d'un ordre supérieur, les médecins de la *nobility* et de la *gentry* qui, de par la loi, sont dispensés de ce devoir.

par les changements qu'ils opèrent en résumé dans
les fonctions, l'emploi des médicaments devait être
l'exception et non la règle. Il est évident, en effet,
que si les causes qui occasionnent les maladies sont
les mêmes que celles qui entretiennent la vie et la
santé et ne diffèrent que par l'augmentation ou la
diminution de leur action ou par l'altération inconnue
des molécules ou des éléments qui les composent,
leur action, ramenée à certaines conditions d'influence, doit être naturellement bien plus favorable
à la production de phénomènes nécessaires au retour de la santé que celle momentanée, acciden-
telle d'agents ou de substances qui ne produisent
que des effets fugitifs dans le cours des maladies ;
car, à l'égard des substances qui ont pour effet de
neutraliser ou détruire certaines causes de maladies,
et le nombre en est minime, pour qu'elles puissent
produire des effets favorables, il faut que l'intelligence du médecin dirige, active ou modère leur
action, qu'il les fasse réussir en un mot, et pour y
parvenir il faut qu'il place les malades dans certaines
conditions de constitution ou de tempérament favorables et nécessaires. Quant aux agents naturels et
aux substances propres à procurer les épurations,
les éliminations et le rétablissement des fonctions
régulières, ce sont, sauf quelques cas exceptionnels,
les aliments, les agents atmosphériques, hygiéniques, etc., auxquels on ne peut pas ou du moins
on ne devrait pas donner le nom de médicaments.
Ainsi au-dessus des médicaments de la pharmacogie

actuelle, au-dessus de ces substances auxquelles on attribue la propriété de guérir les maladies, s'élèvent en premier lieu les agents atmosphériques : l'air, la lumière, la chaleur, l'électricité, les aliments, les boissons, l'exercice, le repos, le sommeil, la veille, etc., les sensations, les sentiments, les passions, etc., qui font et entretiennent la santé en concourant à la production des actes de la nutrition, de l'assimilation, de la rénovation des organes par des phénomènes de nutritions, d'épurations et d'éliminations incessantes et alternatives. Ces agents sont d'une importance bien plus grande par leur action coopérative à la guérison des maladies que par celle exceptionnelle qu'exercent les médicaments proprement dits et les poisons.

L'homme, comme tous les animaux, est enveloppé d'une peau, dans laquelle viennent s'épanouir tous les nerfs qui mettent l'individu en rapport avec les agents et les objets extérieurs, pour y fixer la sensibilité. La peau ressent ainsi la première impression des agents atmosphériques et la transmet au cerveau qui juge de leur influence favorable ou défavorable, utile ou nuisible, ce qui est la même chose. La sensibilité de la peau préside à des fonctions de circulation, de nutritions, d'absorptions et d'éliminations continuelles ; le système capillaire réagit par suite sur tous les autres systèmes de l'économie et les systèmes sur les organes ; il contribue ainsi à la production des phénomènes nécessaires à la santé et au rétablissement de la santé.

L'air agit sur la peau par la pression qu'il exerce, il contient ainsi les fluides qui y circulent et les empêche de s'échapper au dehors, comme il arrive quand il est trop raréfié ; il contribue à l'oxygénation du sang ; il est absorbé par la peau, et cette absorption fait équilibre à l'absorption pulmonaire. L'air est un mélange de gaz, de vapeurs, d'électricité, de calorique, de lumière, etc. ; il tient en suspension une foule de corpuscules étrangers, poussières, émanations des objets apparentes surtout aux rayons du soleil pénétrant dans une chambre. L'air, s'il n'est renouvelé, s'altère, devient impropre à la respiration et est ainsi une cause de maladies. L'air pur, l'air facilement respirable, et c'est l'instinct de conservation qui en fournit la meilleure analyse, est une des causes premières de la santé et de la guérison des maladies. La principale fonction de la peau est de rejeter sans cesse au dehors de l'économie les résidus des éléments de la nutrition qui n'ont pu être éliminés par les autres voies naturelles. L'action de l'air sur la peau enlève en partie de sa surface les transpirations, les sueurs qui s'en exhalent. Quant aux produits que l'air ne peut dissoudre et absorber, ils s'accumulent souvent en quantité considérable à sa superficie par suite de l'exhalation qui se continue en dessous. La sueur est de la transpiration épaissie ; elle prend le caractère particulier, l'odeur, la saveur des fluides qui la sécrètent, la sueur qui est résorbée en partie acquiert par suite des propriétés plus délétères. Les fonctions

de la peau varient selon la température, selon la nutrition, l'exercice, la chaleur, le froid, etc. Les fonctions
de la peau font équilibre à celles de la peau interne,
des muqueuses , et sont ainsi une des causes premières de la santé et de la guérison des maladies.

Le calorique ou la chaleur, soit qu'elle émane
du soleil, soit qu'elle soit le produit de la combustion, fait éprouver à certain degré d'influence une
sensation de bien-être général. Une atmosphère
tiède ou chaude épanouit le tissu de la peau, surex-
cite sa sensibilité, favorise l'action des exhalants,
augmente la transpiration, provoque la sueur, vient
en aide ainsi aux éliminations. La peau possède,
selon le tempérament de chacun, un certain degré
de chaleur produite par la nutrition et la circulation
du sang, plus élevé dans certaines parties du corps
que dans d'autres, la chaleur qui leur est propre
s'oppose jusqu'à un certain point à l'introduction
de la chaleur extérieure. Le froid, qui n'est que
l'absence, la négation de la chaleur, produit des
effets naturellement contraires ; mais la chaleur et
le froid extrêmes ont pour effet de déterminer la
rougeur par suite d'un afflux plus considérable de
sang, la chaleur par suite et des accidents, des désordres, — mortifications, gangrène, etc. Le froid
humide emprunte son action à la présence de l'eau
ou de la vapeur d'eau que l'air tient en suspension ;
pour l'air sec, c'est le contraire. La chaleur est ainsi
une des causes premières de la santé et de la guérison des maladies.

Pour se faire une idée de l'influence de la lumière, il suffit d'apprécier l'action qu'elle exerce sur les plantes comme sur l'homme. La lumière pénètre les corps et modifie ainsi les fonctions, elle influe sur la circulation, sur la nutrition et sur l'existence des êtres vivants. Bien que la lumière ne puisse être séparée de la chaleur, elle l'est évidemment par ses effets, qui ne sont pas les mêmes ; elle produit la coloration de la peau. Les vêtements, qui empêchent l'action de la lumière empêchent en même temps la coloration de la peau. La lumière favorise surtout les fonctions des organes de la vie de relation ; son absence favorise les fonctions des organes de la vie de nutrition et d'assimilation. La lumière est ainsi une des causes de la santé et de la guérison des maladies.

L'électricité exerce une action constante sur la peau et par suite sur l'économie tout entière. Tout corps est imprégné d'électricité, traversé sans cesse par des courants électriques ; l'atmosphère est souvent chargée d'une quantité trop considérable d'électricité, dont chacun ressent différemment les effets, pesanteur, lassitude, malaise, oppressions, dyspnée, maux de tête, etc. L'électricité est ainsi dans certaine condition d'influence modérée une des causes premières de la santé.

L'eau est un des agents les plus répandus à l'état liquide, dans les ruisseaux, les lacs, les rivières, la mer. L'eau fait partie intégrante des fluides dans les corps vivants ou autres. L'eau est la boisson naturelle, le seul aliment liquide naturel ; l'eau, pour être salubre, doit être pénétrée d'air, d'électricité, d'une certaine chaleur ; de plus, elle doit être épurée en courant à l'air libre sur le sable, les cailloux, les rochers qui purifient ses molécules. Dans ces conditions, l'eau retient une certaine chaleur qui ne se met pas en équilibre avec l'élévation de la température atmosphérique ; elle est fraîche au palais, agréable au goût, légère et tonique à l'estomac, l'eau que l'on boit dans les villes est pesante, lourde et manque surtout de l'aération qui la rend saine et digestive. L'eau existe sous trois formes, liquide, solide ou gazeuse. L'eau contient diverses substances que le système capillaire de la nutrition accepte ou rejette par une sensibilité qui lui est propre ; elle tient en suspension des matières inorganiques, organiques, animales, terreuses, etc.; les eaux stagnantes sont des causes de maladies. L'action de l'eau liquide est encore de dissoudre en partie les produits de la transpiration, de la sueur que l'air n'a pu absorber ; la soude, le savon font le reste et rendent la peau aux conditions les plus favorables à la santé. Le lavage, les bains sont un besoin instinctif ; les bains ont été en usage chez tous les peuples ; tous se sont plongés dans les bains pour calmer les irritations, la chaleur de la peau, la purifier, la débarrasser de ses immondices produits des transpirations.

La première chose que faisaient les Romains chez lesquels les maladies de la peau étaient endémiques, c'était de construire des piscines aux lieux où ils étendaient leurs conquêtes.

L'action du bain sur l'économie et à une température agréable, introduit une certaine quantité d'eau absorbée par la peau qui favorise la circulation des fluides et modifie favorablement les humeurs. L'action des bains frais ou froids est de diminuer la chaleur de la peau par suite du retrait de l'afflux du sang, de suspendre momentanément, de répercuter les transpirations ; les humeurs, dans cette circonstance, se portent de la périphérie au centre, s'égarent en route souvent, se jettent sur certains organes dont elles troublent les fonctions ou altèrent par leur mélange les fluides. Si on comprend bien les effets du froid, de l'eau froide sur la peau, le premier est nuisible, et si la nature, la force vitale, la force de la constitution est impuissante à produire une réaction qui procure un travail d'éliminations plus abondantes, l'action du froid, au lieu de la favoriser, nuit à la guérison des maladies ; c'est sur ce principe que doit être fondée l'hydropathie ainsi que l'hydrosupathie. Telle est l'action spéciale des bains froids dans le traitement des maladies, ils favorisent *par réaction* uniquement les transpirations, et contribuent uniquement ainsi à la guérison des malades ; mais si cette réaction ne se fait pas, ils sont nuisibles.

Les bains de vapeurs ont pour action spéciale d'activer les transpirations, de provoquer les sueurs. Ils favorisent ainsi les éliminations : chargés de substances moléculaires émollientes, calmantes, astringentes, etc., leur absoption est plus facile ; vaporiser est la manière la plus sage d'agir sur les voies aériennes et sur le tissu pulmonaire.

Les eaux minérales sont en haute estime parmi les médecins et dans le public, et par un heureux concours de circonstances ils la justifient. Quelles que soient en effet les substances diverses et multiples qui composent les eaux minérales, elles agissent uniquement par celle qui prédomine dans chacune ; aussi les divise-t-on instinctivement en cinq classes :

1° Les eaux minérales sulfureuses ;
2° — — ferrugineuses ;
3° — — purgatives ;
4° — — gazeuses ;
5° — — alcalines.

Les eaux minérales sulfureuses ont, par l'action spéciale du soufre qu'elles contiennent, pour effet de neutraliser certains des éléments altérés, viciés ou putrides qui contaminent les fluides, les humeurs, le sang, etc. Elles agissent ainsi sur les causes de certaines maladies et sur leurs produits.

Les eaux minérales ferrugineuses ont, par l'action spéciale du fer qu'elles contiennent, pour effet de faciliter l'oxygénation du sang dans le système capillaire, de le rendre ainsi plus propre à l'oxygénation pulmonaire et par suite à la nutrition.

Les eaux purgatives ou salines ont pour action

spéciale de venir en aide aux éliminations de produits altérés ou viciés. Elles favorisent surtout ainsi le rétablissement des fonctions régulières.

Les eaux minérales gazeuses ont, par l'action diffusible qu'exerce le gaz acide carbonique, pour effet d'imprimer une certaine excitation dans toute l'économie et surtout au cerveau.

Les eaux minérales alcalines ont pour action spéciale de venir en aide aux épurations des humeurs; elles sont résolutives, neutralisantes; elles agissent à la manière de la soude et de l'ammoniaque; elles *saponifient* certaines parties des humeurs.

On a cherché à faire une classe spéciale des eaux minérales hydriodatées; mais l'iode et ses composés sont des substances dont, à notre avis, on n'a pas encore compris l'action et la manière de les mettre en application.

Les effets que produisent les eaux minérales se réduisent donc à procurer la neutralisation de certaines des causes des maladies, ou à venir en aide au travail naturel pour la production des phénomènes nécessaires aux épurations, aux éliminations, et par suite au rétablissement des fonctions régulières. Ce n'est donc pas par l'action mystérieuse qu'exercent les eaux minérales qu'elles opèrent la guérison des maladies; elles ne servent qu'à y contribuer, et la preuve, c'est que si on cite un grand nombre de cures prodigieuses opérées aux lieux où les malades vont y chercher la santé, leur action n'est plus la

même quand on en fait usage sans se soustraire
aux influences habituelles.

En effet, fatigués de conseils et de remèdes inutiles, les malades, dès le moment où ils se proposent
de se rendre à telles ou telles eaux qu'on a fait
miroiter à leur imagination, sourient à l'espérance
et déjà reprennent de nouvelles forces; ils se ra-
niment au récit des cures opérées, au récit de ceux
qui y ont éprouvé du soulagement à leurs maux.
L'esprit alors réagit sur la matière, ils vont dans
une saison plus favorable, dans des climats plus
doux ou plus heureux, dans des lieux plus élevés où
l'air est plus pur, où l'influence du soleil, de la
lumière, de la chaleur, où le changement d'habitudes
et d'aliments, où l'exercice, les distractions, les con-
certs, etc., exercent sur eux des impressions nouvelles. Ajoutez à cela l'action des eaux minérales,
des bains, des douches, etc., accidentellement favorables, et vous aurez la raison des bienfaits qu'en
éprouvent les malades.

Ce sont donc plutôt les influences atmosphériques,
hygiéniques, diététiques, etc., qui rendent la santé
aux demi-malades que l'action spéciale de la substance dominante dans telle ou telle eau minérale;
à moins que par hasard elle ne produise l'effet unique
nécessaire au rétablissement de la santé.

Nous avons assigné aux agents dont nous venons
de parler l'action propre et spéciale de chacun dans
des conditions données, c'est-à-dire quand les malades y sont soumis à propos et d'une manière con-

venable. Nous allons apprécier celle des principaux moyens qu'on met en application pour guérir les maladies. Dans ce nombre sont les saignées, les sangsues, les ventouses, les cataplasmes, les frictions, les sinapismes, le vésicatoire, le cautère et le séton. Faisons observer que tous ces moyens sont des moyens de dérivation ou de révulsion. Nous reviendrons sur ce sujet.

Il arrive souvent que la nature protectrice et conservatrice, afin de prévenir les accidents qui, le plus souvent, résultent d'un excès de nourriture et par suite de la production d'une trop grande quantité de sang, ou par toute autre cause, procure l'éruption d'une certaine quantité de sang par les voies des éliminations naturelles. Elle indique ce qu'il faut faire dans de telles circonstances ; souvent la nature se trompe par suite de l'imperfection de ses lois; elle détermine alors des accidents : épanchements à l'intérieur, hémorrhagies internes, apoplexies, etc. Les saignées doivent donc avoir pour but de venir en aide à la nature pour prévenir ces accidents. Telle est l'idée qui doit diriger le médecin avant d'y avoir recours.

Les saignées ont été regardées par quelques systématiques, par ceux surtout qui ont fait consister les maladies dans l'inflammation, comme le moyen le plus sûr et à peu près le seul de les guérir. Or la saignée n'a pour effet propre et spécial que de soustraire une certaine quantité de sang; elle n'a d'action ainsi que sur le système sanguin. On donne le

nom de saignées générales à celles qui se pratiquent
sur les veines et sur les artères : on appelle saignées
locales ou capillaires celles qui se pratiquent sur la
peau. Toutes deux opèrent d'abord la soustraction
d'une certaine quantité de sang ; elles diminuent
ainsi la masse du sang, facilitent par suite la circulation, préviennent les épanchements, apaisent les
congestions, tendent ainsi à favoriser le rétablissement des fonctions du système sanguin et par suite
des autres. De là la résolution plus facile des humeurs, et plus faciles les épurations et les éliminations. Le trouble des fonctions du système
nerveux étant souvent dépendant du trouble des
fonctions du système sanguin, elles réagissent ainsi
sur lui dans ces circonstances.

La saignée locale ou capillaire agit directement
sur la peau qui recouvre les parties qui sont le siége
de troubles de fonctions et de mélange des humeurs.
En soustrayant une certaine quantité de sang du
système capillaire elle est déplétive et dérivative,
Tel est l'effet spécial des unes et des autres. Elles
sont appelées à concourir seulement à la production
des phénomènes nécessaires à la guérison des maladies. Il faut remarquer que les accidents qui menacent de se produire dans le système sanguin ne sont
pas toujours l'effet d'une surabondance de sang, ils
peuvent être le résultat d'un simple trouble de la
circulation du sang qui se porte en trop grande
quantité vers certaine partie au détriment des autres, surtout quand ils sont consécutifs aux troubles

des fonctions du système nerveux. Dans ce cas la saignée générale est contre-indiquée comme dans l'apoplexie dite séreuse.

Il peut arriver qu'à la suite de saignées générales la santé se rétablisse ; mais peut-on dire : *posthoc, ergo propter hoc.* Peut-on, en effet, attribuer à la saignée la guérison de la maladie ? C'est raisonner à cet égard comme à l'égard des médicaments.

On pratique la saignée locale ou capillaire au moyen des sangsues, des scarifications, des ventouses scarifiées ; les ventouses, en soustrayant une certaine partie de la peau à l'action de l'air et en le raréfiant à l'intérieur, exercent une certaine succion, attirent le sang et par suite les humeurs vers la partie où on les applique. La sangsue est une ventouse scarifiée. Les frictions méthodiquement pratiquées ont pour effet de surexciter le système nerveux et de faciliter l'absorption des substances thérapeutiques ; elles facilitent, en outre, les circulations. Il en est de même du massage dont les *rebouteurs* savent si bien tirer parti à l'occasion des foulures et des entorses.

La compression a pour effet de suppléer à la résistance affaiblie des tissus ; elle s'oppose à la libre circulation du sang et des humeurs ; elle prévient l'afflux trop considérable de fluides vers certaines parties. On connaît assez l'effet des cataplasmes, qui introduisent une certaine quantité d'eau dans la peau et favorisent l'absorption des substances dont on les compose. Les sinapismes, les vésicatoires, le cautère, le séton, ces moyens appartiennent à la classe des révulsifs et livrent souvent une certaine issue aux humeurs à l'égard surtout des constitutions psoriques et lymphatiques.

Il nous reste à apprécier l'action spéciale qu'exercent les principales substances que, sous le nom de médicaments, on considère comme surtout propres à procurer la guérison des maladies. Parlons d'abord du quinquina : c'est attaquer, comme on dit, le taureau par les cornes !

Le quinquina, l'écorce de quinquina, la poudre d'écorce de quinquina est, d'un consentement unanime, considéré comme un tonique de premier ordre, comme un fébrifuge, un antipériodique, un antiputride...

Voici comme parle de ce médicament le *Dictionnaire général des sciences médicales :*

« Ce médicament, le plus précieux de tous ceux
» que possède l'art de guérir, est une des grandes
» conquêtes faites par l'homme sur le règne végétal.
» Les trésors que le Pérou renferme et que les
» avides Espagnols couraient y arracher du sein
» de la terre ne peuvent être comparés, sous le
» rapport de l'utilité, avec l'écorce de l'arbre à
» quinquina qu'on y recueille aussi et qu'ils dé-
» daignèrent ou méconnurent longtemps. Geoffroy
» l'appelle un présent de la Divinité ; Held, le
» traite le divin ; Morton, d'antidode herculéen ;
» Rédi, de miraculeux ; Sydenham, d'admira-

» ble (1), Il n'est point d'épithète qu'il ne justifie
» lorsqu'il est manié par des mains habiles et qu'on
» en fait un usage éclairé... »

Pour accepter ce jugement, il faudrait faire appel à la révélation et non à la raison. La tradition rapporte que des Indiens atteints de fièvres intermittentes allaient se baigner sur les bords d'un fleuve ombragé par des arbres de quinquina et s'en retournaient guéris. L'épouse du vice-roi du Pérou, la comtesse Del-Cinchon, dut aussi sa guérison au quinquina. Ce remède fut préconisé par les jésuites sous le règne du grand roi. Louis XIV lui-même en éprouva les bienfaits et toute sa cour à son exemple. Connu sous le nom de Poudre de la Comtesse, de Poudre des Jésuites, de Poudre du Cardinal, etc., ce remède, proscrit d'abord par la Faculté, mais réintégré par ordonnance, devint ainsi à la mode. M. Alexandre de Humboldt, qui l'a étudié sur les lieux, affirme cependant que les Indiens meurent de la fièvre au pied de ces arbres !

Si sans se livrer aux charmes de l'imagination, aux récits des poëtes qui l'ont chanté, aux illusions de la science qui l'a consacré, on se permet de juger par soi-même de l'odeur, du goût et des propriétés de l'écorce du quinquina, on lui reconnaît une odeur faiblement aromatique, une saveur légèrement amère et astringente ; quant aux sensations que

---

(1) C'est une erreur, il n'est pas question du quinquina dans e ouvrages de Sydenham...

cette substance détermine dans l'estomac, elles sont
à peu près nulles aux doses prescrites. Cette écorce
ne produit pas les effets toniques et excitants que
produit le vin, le café, le thé, les substances alcooliques, etc. On ne sent pas cette vive excitation qui
de l'estomac réagit sur toute l'économie du centre
à la circonférence, cette chaleur qui par suite se
communique à la peau, et surtout à certaines de
ses parties. On n'éprouve aucune sensation de tonicité à l'estomac pas plus que de tonicité générale. Si
donc on en juge par les effets que produit l'écorce
de quinquina, on est disposé à regarder ce médicament comme un tonique, comme un excitant bien
inférieur à ceux que nous venons de citer. Le quinquina n'est donc pas le tonique par excellence.

On prétend en outre que le quinquina est le fébrifuge , l'antipériodique par excellence, c'est-à-dire
que cette substance possède à un degré supérieur la
propriété de guérir les fièvres intermittentes ainsi que
les accidents ou maladies périodiques. Il faut d'abord
remarquer que ces sortes de fièvres ne sont que des
effets , qu'elles reconnaissent pour causes intermittentes des miasmes, des effluves qui par l'action de
la chaleur s'élèvent des marais et des eaux stagnantes
ou croupissantes, produits de la décomposition, de
la putréfaction de matières végétales et animales
surtout ; que ces miasmes sont absorbés, introduits
dans l'économie intime où ils fermentent, se mêlent
aux fluides, aux humeurs, les altèrent, les vicient
et occasionnent des désordres dans les systèmes. La

nature alors rassemble toutes ses forces, attire le sang à l'intérieur, ce qui cause une sensation de froid, de frisson, puis réagit de l'intérieur à l'extérieur, provoque ainsi le retour du sang et de la chaleur à la périphérie, d'une chaleur plus grande et par suite des transpirations abondantes ou des sueurs, pour et par ce moyen les rejeter, ces miasmes, au dehors et se délivrer ainsi de la cause de la maladie. Or, pour pouvoir attribuer au quinquina la guérison des fièvres intermittentes (les mettre en fuite, selon la signification du mot *fébrifuge*), il faudrait avant tout que cette écorce eût la propriété de faire cesser la cause, de les détruire, ces miasmes, ou de soustraire les malades à leur action ; pour cela il faudrait que le quinquina pût agir sur ces miasmes tenus en suspension dans l'air atmosphérique ; il faudrait de plus que le quinquina eût la propriété de s'opposer à leur absorption, puis de venir en aide à la nature pour procurer leur élimination, leur rejet au dehors, et remédier ensuite aux accidents que ces causes ont souvent déterminés.

De même que les fièvres intermittentes reconnaissent des causes intermittentes, de même les maladies périodiques reconnaissent des causes périodiques. Peut-on supposer que le quinquina possède la propriété de les atteindre, ces causes, qui dépendent surtout d'influences atmosphériques, de les faire cesser ou de soustraire les malades à leur action, et de remédier aux désordres qu'elles ont occasionné ? Nous avons vu que les agents et les substances naturelles n'exercent chacun qu'une action propre et spéciale, dans des conditions favorables ou nuisibles sur ou dans l'économie. Or le quinquina est, à en juger par les sensations que chacun éprouve et nous n'avons pas d'autres moyens, une substance légèrement amère et astringente, faiblement aromatique. Le quinquina ne peut donc agir qu'à la manière des autres substances amères, à la manière des amers, comme on dit, à la manière de la petite centaurée sa devancière par exemple, des crucifères, etc. Ainsi le quinquina n'est pas le tonique par excellence, le fébrifuge qu'on doit uniquement préférer ; le quinquina n'est même pas un antiseptique supérieur ; la poudre de charbon lui est préférable et préférée. Il est vrai cependant que certains pharmaciens ont avancé pour effrayer les médecins que si, à l'occasion des fièvres intermittentes dites pernicieuses, on n'administre pas le quinquina pour prévenir le troisième accès, les malades succombent nécessairement ; mais les faits prouvent tous les jours le contraire.

Si on mélange le quinquina avec des substances plus actives, avec du vin, du café, avec de l'alcool, etc., le produit participe nécessairement de l'action de l'un et de l'autre. Les pharmaciens se persuadent cependant que dans de telles circonstances c'est le quinquina qui cède ses propriétés au vin, au café, à l'alcool; de là la supériorité attribuée aux *alcoolés*, aux *alcoolats*, etc. Il est cependant bien facile de comprendre que si on administre le quinquina dans du café ou dans des substances alcooliques qui sont des agents plus stimulants, plus excitants que le quinquina, les effets toniques, fébrifuges, antipériodiques doivent logiquement être rapportés plutôt à l'action de ces substances qu'à celle de la poudre de quinquina (1).

Que veut dire cette expression : *couper la fièvre ?* C'est uniquement déterminer l'interruption des accès. On trouble les accès par tous les moyens, par l'action de tous les agents qui déterminent une impression vive morale ou physique. Il s'opère dans le cours des fièvres intermittentes un travail naturel qu'une excitation un peu vive sur l'estomac interrompt nécessairement ; c'est ainsi que le café, le punch, le grog, etc., sont préférables au quinquina pour *couper* la fièvre, et que ces substances réussissent toujours à la couper, mais non à guérir et à prévenir les suites mêmes de ce trouble momentané du travail naturel qui tend à en procurer la guérison. Il en est de même à l'égard des autres affections intermittentes, parce que les causes qui les produisent sont elles-mêmes intermittentes.

---

(1) Tel est le raisonnement de tous ceux qui publient des observations, des faits à l'appui de la supériorité des médicaments ou des préparations qu'ils préconisent ; un malade que le médecin a placé, ou qui se trouve fortuitement dans les conditions favorables au rétablissement naturel de sa santé, prend-il du quinquina, du sulfate de quinine, de l'huile de foie de morue, de raie, de squale, etc., on attribue la guérison uniquement à la vertu du remède qu'on lui fait avaler.

On répondra que les faits, que le consentement unanime du peuple médical prouvent en faveur du quinquina ; mais ces guérisons qui s'opèrent après qu'on en a fait usage, les rapporte-t-on à la cause réelle qui les procure? Quand les personnes recouvrent la santé sans recourir à l'emploi du quinquina, qu'est-ce qui les guérit? Ce qui les guérissait avant la découverte du quinquina.

Il est venu un jour à l'esprit d'un pharmaco-chimiste d'extraire de l'opium précisément l'élément, le principe auquel on supposait qu'il devait sa propriété hypnotique. A son exemple, un pharmacien-chimiste de Paris appliqua les mêmes procédés à extraire de l'écorce de quinquina l'élément, le principe tonique, fébrifuge, antipériodique, à l'exclusion de tous les autres. Pour cela on fait bouillir, dans de l'eau mêlée avec une certaine quantité d'acide sulfurique, une certaine quantité d'écorce de quinquina. Il en résulte le dépôt d'une matière cristallisable de couleur brunâtre : c'est la quinine ; mais comme cette matière est insoluble et qu'elle ne produirait aucun effet en vertu de cet axiome : *Medicamenta non agunt nisi soluta! Il faut que les médicaments soient en solution pour pouvoir produire de l'effet ;* afin de la rendre soluble dans l'eau ou l'alcool, ce qu'on n'obtient cependant qu'en minime partie, on la convertit, en la faisant de nouveau bouillir avec de l'acide sulfurique et de l'eau distillée, en sulfate de quinine. Tel est le sulfate de quinine, dont l'amertume, qui est la seule sensation qu'il fait éprouver, est supérieure à celle du quinquina. C'est donc parce que ce produit est plus amer et uniquement par cette raison qu'il serait un tonique, un fébrifuge , un antipériodique préférable à l'écorce de quinquina! Or, comme le génie qui invente est très-rarement propre à tirer parti de ses découvertes, le pharmacien-inventeur s'associa avec un autre qui était un des membres de l'Académie de médecine. Ce dernier remit une certaine quantité de sulfate de quinine à plusieurs de ses confrères de la docte Académie : MM. Double, Chomel et Villermé se livrèrent dans leurs cliniques à des expériences desquelles résulta un rapport constatant qu'ils en avaient *retiré de bons effets*, les effets attribués à l'écorce de quinquina, que cette substance est plus active parce qu'elle est plus amère et qu'on peut l'administrer sous un plus petit volume. La renommée aux cent voix a fait le reste ! *Qui sibi fidit, dux regit agmen !*

Or il advint il y a quelques années (nous citons de mémoire, mais le fait a été consigné dans tous les journaux de médecine) que M. le professeur Piorry donna un jour connaissance à l'Académie de médecine d'un opuscule adressé par un médecin de province dans lequel on établissait, par un grand nombre de faits, que le sel marin, le sel de cuisine, jouissait de propriétés fébrifuges au moins égales, sinon supérieures, à celles du sulfate de quinine... La hardiesse, l'imprévu d'une telle assertion émut vivement l'assemblée ; on décida que seraient faites des expériences comparatives ; on réunit par suite dans le même hôpital trente-deux personnes atteintes de fièvres intermittentes ; mais on arrêta que pendant huit jours on n'administrerait ni sulfate de quinine, ni sel de cuisine, afin de mieux juger de l'effet de l'un et de l'autre. Après ces huit jours, il y avait vingt-six personnes guéries sans avoir pris ni sel marin, ni sulfate de quinine !

D'où il faut tirer cette conclusion pour l'explication du fait, que la cause de la maladie consistant dans l'absorption de miasmes atmosphériques, en déplaçant les malades, en les tenant renfermés dans un hôpital, on les avait soustraits à leur action et que la nature a fait le reste. Pourquoi les six autres personnes n'ont-elles pas été guéries naturellement aussi? C'est par la raison et d'après ce principe sur lequel nous avons attiré l'attention du lecteur que les maladies qui, comme les fièvres intermittentes, consistent dans le trouble premier des fonctions dans tel système, finissent par occasionner l'altération des fluides et par suite se jettent et se fixent dans tel ou tel organe, selon la nature des constitutions et la diversité des tempéraments. Ce qui explique pourquoi les Indiens meurent de la fièvre aux pieds des arbres qui la guérissent.

> Dieu mit la fièvre en nos climats
> Et le remède en Amérique.
>
> (VOLTAIRE.)

Pour procurer la guérison des fièvres intermittentes ainsi que des maladies périodiques, il faut

avant tout soustraire les malades à la cause, aux
influences atmosphériques, aux miasmes qui se
dégagent des marais, des eaux stagnantes. Il faut,
ce que faisait Galien, commencer par leur donner le
conseil de changer pour quelques jours seulement
de lieu. La nature ensuite indique ce qu'il faut
faire pour les rendre à la santé; dans ce but, elle
procure des transpirations, des sueurs abondantes,
délivre les malades des effets de la cause et répare
par suite les désordres. Que si, par l'ancienneté de
la maladie, il s'est produit des accidents dans tel ou
tel organe, la médecine alors est appelée à venir en
aide à la nature souvent impuissante à les ré-
parer.

Si donc on veut pouvoir apprécier l'action qu'exercent sur ou dans l'économie les substances thérapeutiques, il ne faut point appeler la chimie à son
aide. Cette science ne peut nous éclairer ni sur la
nature des substances matérielles ni sur les altérations que subissent dans l'ordre ou le désordre des
lois naturelles les molécules qui les composent.
Nous ne pouvons juger de l'action spéciale des corps
que par l'effet qu'ils produisent sur les systèmes et
par suite sur les organes; les modifications, les altérations des fluides, des humeurs nous sont complétement inconnues; la chimie ne peut jeter aucune
lumière sur ce sujet pas plus que sur les altérations
que subissent les éléments atmosphériques, etc.

La thérapeutique physiologique qui se résume
dans la connaissance des changements qui se pro-

duisent dans les FONCTIONS des systèmes et des organes, est donc la seule vraie, la seule qui, dans l'état actuel des connaissances médicales, peut éclairer le médecin et le conduire à l'appréciation de l'action qu'exercent, dans des conditions données, les agents et les substances thérapeutiques et par suite sur la part que chacun peut prendre à la production des phénomènes nécessaires au rétablissement de la santé.

L'action des agents et des substances naturelles ou autres sur ou dans l'économie est donc encore un mystère; elle ne se révèle que par les effets qu'elle produit sur les fonctions. Voilà ce qui est de stricte observation.

Il ne faut pas confondre, comme on l'a fait dans les classifications pharmacologiques, les substances amères avec les substances toniques; nous avons déjà caractérisé ces dernières; de même il ne faut pas confondre les substances excitantes ou stimulantes avec les amères et les toniques.

Les substances excitantes ou stimulantes exercent une action subite sur l'estomac, déterminent une réaction immédiate avec sensation de chaleur, avec surexcitation répulsive. Elles sont hostiles aux fonctions de l'estomac à l'encontre des substances alimentaires; elles ne sont pas acceptées, absorbées par les mêmes vaisseaux. Les vaisseaux chylifères se resserrent, se ferment à leur contact; le système absorbant s'en empare aussitôt pour les rejeter au dehors par les voies naturelles destinées à suppléer aux

éliminations des produits altérés, viciés, qui sont ou
ont été impropres à servir en partie aux phénomènes de nutrition et d'assimilation. De là cette
action ou mieux cet effet qui leur a fait donner le
nom de substances diffusibles et de même que les
substances confiées à l'action de l'estomac exercent
quand elles sont de nature à servir à la nutrition une
action spéciale, élective sur tel ou tel fluide, sur tel
ou tel tissu, sur tel système, sur tel organe; de
même les substances, excitantes, stimulantes, diffusibles, hostiles à l'estomac, impropres à la nutrition,
exercent dans le cours de leur trajet de l'intérieur
à l'extérieur une action spéciale, élective sur tel ou
tel fluide, sur tel solide, et puis enfin sont rejetées
au dehors par la voie des éliminations cutanées.
C'est donc dans leur trajet de l'intérieur à l'extérieur que les substances excitantes, diffusibles ou
stimulantes, exercent l'action qui leur est propre
et contribuent à la production de certains phénomènes. Tels sont les effets des substances excitantes.

Bien que les substances excitantes soient des
agents que repousse au premier contact l'instinct de
conservation organique, l'habitude, cependant qui
est une seconde nature ou plutôt à laquelle se plie
jusqu'à un certain point la nature, finit par en faire
une nécessité. Si les aliments doivent servir à apaiser,
à satisfaire la faim, l'abus qu'on en fait généralement,
la quantité trop considérable qu'on en absorbe est
une cause de fatigue, de distension, de trouble des

fonctions, d'inertie de l'estomac; les substances excitantes par l'action stimulante quoique répulsive, qu'elles exercent sur cet organe, augmentent la sensibilité nerveuse, y attirent une quantité plus considérable de sang qui vient en aide à la digestion. Tel est l'effet du vin, de l'eau-de-vie qui, au dix-septième siècle était encore un médicament relégué dans la boutique des apothicaires. Tout le monde éprouve les effets des substances stimulantes; les alcooliques pris en trop grande quantité exercent une action spéciale sur le cerveau, surexcitent cet organe, y attirent une affluence trop considérable de sang, de là céphalalgie, trouble des facultés intellectuelles, coma, congestions, apoplexies, etc. Tels sont les effets de l'ivresse; de plus, elles imprègnent le tissu cellulaire et prédisposent à la combustion spontanée.

L'abus des aliments fait seul la nécessité des substances excitantes ou alcooliques. Ces substances exhalent une odeur forte, aromatique, répulsive que suspecte l'instinct de conservation ; ce ne sont pas des substances alimentaires, mais des résines, des baumes, des produits de fermentation, des huiles dites essentielles; elles agissent avec plus de promptitude que les amers; mais la sensation n'est pas la même; leur action est instantanée et de plus courte durée. Les eaux minérales gazeuses sont ainsi excitantes, stimulantes, ce qui les caractérise. Il en est des excitations physiques comme des excitations morales, dans certaines bornes de modération nécessaires à la santé. Sont des substances stimulantes : le vin, le café, le thé, le poivre, la cannelle, la vanille, la mélisse, les alcooliques, la sauge, etc.

Cur moritur homo, cui salvia crescit in horto ?

Pourquoi l'homme se laisse-t-il mourir quand il a de la sauge dans son jardin ? dit l'école de Salerne,

Les substances sédatives, antispasmodiques, narcotiques, stupéfiantes, exercent une action spéciale contraire à celle des substances stimulantes : sédatives ; elles calment l'exagération de la sensibilité nerveuse ou la douleur dans le cerveau surtout ; antispasmodiques, elles apaisent les contractions musculaires involontaires, les irritations organiques intermittentes. Ainsi agissent le camphre, l'éther, la valériane, l'assa-fœtida, le tilleul, etc. ; narcotiques, elles procurent le sommeil ; stupéfiantes, elles oppriment la sensibilité cérébrale, suspendent toutes les facultés du cerveau, produisent ces effets qu'on désigne sous le nom de narcotisme, vertiges, hallucinations, coma, etc.

Le plus héroïque de ces agents est assurément le pavot, le suc de pavot. Mis en application à propos et d'une manière convenable, il produit tous les effets de l'opium, matière commerciale et pour cela même toujours adultérée. L'opium est, si l'on en croit les chimistes, composé d'une foule de substances diverses : de morphine, de narcotine, de narcéine, de codéine, de paramorphine, etc.

Nous n'avons pas à signaler les effets de ces divers produits chimiques; il nous suffit de constater l'action spéciale et physiologique qu'exerce le pavot, le suc de pavot; or il agit sur le cerveau et procure le calme, le sommeil; à doses extrêmes, il ne produit pas le narcotisme, si ce n'est dans la première enfance. L'emploi de l'opium pharmaceutique occasionne ou laisse après lui des maux de tête, de la stupeur, une grande faiblesse musculaire; le pavot n'a pas les mêmes inconvénients. Dans les cas où il est indiqué de calmer de légères surexcitations cérébrales, le coquelicot, la fleur de coquelicot est encore préférable au pavot. S'il est facile de faire produire au pavot, au suc, à la décoction de pavot le même effet physiologique que produit l'opium, pourquoi donner à ce dernier la préférence? C'est que les médecins, habitués à recevoir les remèdes des mains des apothicaires, ne se sont pas livrés avec assez d'attention à l'étude des substances thérapeutiques; c'est qu'ils n'ont pas l'habitude de les manier; c'est qu'ils s'en rapportent aux doses prescrites dans les pharmacopées; c'est qu'on ne tient pas compte de la nécessité de les employer en vue uniquement de venir en aide à un travail naturel; c'est surtout qu'on ne s'astreint pas, avant de s'en servir, à placer les malades dans les conditions de tempérament favorables à leur action. Galien ne purgeait ses malades qu'après les avoir préparés. Il y a toujours des symptômes qui éclairent le médecin sur la nécessité et l'opportunité de l'emploi des substances thérapeutiques.

Les substances astringentes ont pour action spéciale de resserrer, comme le mot l'indique, les tissus avec lesquels on les met en contact ; on leur donne le nom de styptiques quand on les applique à la surface d'une partie d'où le sang s'écoule par de petits vaisseaux. La rétraction des tissus arrête par suite souvent l'hémorrhagie.

Le goût fait facilement reconnaître les substances astringentes ; elles laissent une certaine âpreté dans la bouche.

L'action des astringents ne peut venir qu'accidentellement en aide à la production des phénomènes nécessaires au rétablissement de la santé ; ils agissent surtout sur le système, sur les membranes muqueuses, les resserrent, diminuent les secrétions, en favorisent l'épuration, et si l'on joint à leur action celle des dérivatifs, ils contribuent à procurer le rétablissement des fonctions régulières des systèmes muqueux et cutanés.

Sont des substances astringentes : le vinaigre, les fruits acides, le coing, la ronce, le ratanhia, le tan, l'écorce de chêne, etc. Les substances émétiques ont pour action spéciale d'agir d'une manière hostile et subite sur les nerfs de l'estomac, de provoquer les contractions musculaires de cet organe, des vomissements, le rejet au dehors de matières dont la nature est impuissante à le débarrasser par ses propres forces. L'introduction du doigt dans la bouche suffit souvent pour produire ces résultats, de même que l'emploi de l'ipéca, de la violette, de l'euphorbe, etc. C'est à tort qu'on a établi dans les pharmacopées une distinction entre les substances laxatives, les substances purgatives et les drastiques, l'action des unes et des autres dépend surtout de la nature, de la disposition des tempéraments, de la dose, etc. Les purgatifs peuvent agir comme les laxatifs, et les laxatifs comme les purgatifs et les drastiques ; il est facile de faire produire les mêmes effets aux uns et aux autres ; car pour que des matières excrémentitielles puissent être rejetées au dehors, il faut nécessairement qu'elles se soient ramassées dans les intestins. L'aloès, ce purgatif dont l'action s'exerce uniquement sur le dernier des intestins, qui n'a aucune action sur l'estomac, qui à doses convenables agit toujours d'une manière sûre et exacte, dont il est facile de mesurer le temps nécessaire à la manifestation de son action par l'effet prévu qu'il opère, qu'on accuse injustement de causer des hémorrhoïdes, quand les hémorrhoïdes sont au contraire modérées, un bienfait de nature et préviennent des accidents hémorrhagiques bien plus graves, l'aloès est le premier des purgatifs ; aussi a-t-il été mis en vogue sous cent noms divers et le public l'a-t-il toujours pris sous son patronage. On ne doit pas être étonné de la grande faveur accordée aux purgatifs dans tous les temps, si on considère que les éliminations sont un des moyens que prend la nature pour procurer la guérison des malades. La science a beaucoup crié, dans les temps, contre la médecine Leroi ou Leroy ; il n'est pas moins vrai que si les médecins avaient mis en application les purgatifs avec plus d'intelligence que cet industriel, ils auraient guéri les malades que guérissait son remède composé de drastiques, et ils auraient évité de faire les mêmes victimes.

Les purgatifs procurent en résumé un des effets nécessaires à la guérison des maladies quand on les met en application à temps et d'une manière convenable, alors que la cause a cessé, que les épurations s'opèrent naturellement et qu'il est seulement indiqué de venir en aide à la nature pour la production des éliminations directes. C'est ainsi que les purgatifs peuvent contribuer pour leur part à la guérison des malades, mais non procurer par l'action spéciale qu'ils exercent la guérison des maladies.

Sont des substances laxatives qu'on peut rendre purgatives et des substances purgatives qu'on peut rendre laxatives : les huiles, le miel, les pruneaux, la casse, le tamarin, le jalap, la coloquinte, l'ellébore si connu des anciens, le nerprun, etc.

Les substances tempérantes ou rafraîchissantes ont pour action spéciale de modérer la chaleur ; elles ont une saveur légèrement aigre ou acide ; elles servent surtout à étancher la soif : telles sont les oranges, le jus de citron étendu d'eau, la groseille, l'oseille, etc. Ce sont des substances alimentaires ;

concentrées, elles agissent à la manière des astringents et produisent un effet contraire.

Les substances émollientes ont pour action de ramollir les tissus, de calmer les irritations ; on les emploie à l'intérieur et à l'extérieur ; ce sont : le lait, le beurre, l'axonge, la mauve, la guimauve, l'orge, le riz, le son, etc., dont on se sert dans les embrocations ou dont on prépare des cataplasmes.

Il n'y a point de substances naturelles ou artificielles qui par une propriété spéciale puissent chasser les vers, les mettre en fuite (vermifuges), ou déterminer sûrement leur mort (vermicides). Mais il y a des substances qui leur sont hostiles, nuisibles, qui les incommodent, en présence desquelles ils se retirent, comme fait le tænia par exemple, parce qu'elles sont impropres à sa nutrition ; si donc l'usage de ces substances, l'ail, la fougère, la mousse de Corse, la coralline, etc., est continué pendant quelques jours, le ver est malade et n'attend plus sa nourriture du côté où il est habitué à la recevoir ; que si dans cette circonstance on donne des lavements de lait par exemple, qui lui est une nourriture agréable, il opérera une révolution sur lui-même, se portera sur le dernier des intestins d'où l'action d'un purgatif violent suffira pour l'expulser ; ce moyen nous a toujours réussi.

Si donc on apprécie à leur juste valeur les agents, les moyens, les substances qu'on a mis en application jusqu'à ce jour sans chercher à se rendre compte de l'action que chacun ou chacune exerce

sur ou dans l'économie et dans l'intention irraison-
née de procurer la guérison des maladies, l'idée qu'on
attache au mot médicament sous lequel on comprend toutes les substances qui n'ont, suppose-t-on,
aucune des propriétés des aliments, ne peut s'appliquer qu'aux substances excitantes ou stimulantes,
aux vomitifs et à quelques drastiques dont la nécessité n'est pas démontrée, et si dans cette énuméra-
tion des divers agents, moyens et substances propres
à venir en aide à la nature pour la production des
effets, des phénomènes nécessaires au rétablissement
de la santé, nous avons passé sous silence les préparations officinales et les produits chimiques, c'est
que d'après les raisons que nous avons données leur
utilité peut être contestée, il est facile de s'en passer : nous devons ajouter que si certains agents,
certaines substances altérées, viciées, fermentes-
sibles ou putrides, sont la cause de l'altération, de
la viciation des fluides, des humeurs, du sang, etc.,
et occasionnent des maladies spéciales, l'expérience
et les faits s'accordent à prouver que certains agents
qui appartiennent au règne minéral ont pour action
unique de procurer la neutralisation, la destruction, la cessation de leurs causes, surtout si les
agents atmosphériques, hygiéniques, diététiques,
alimentaires, etc., leur viennent en aide : tels sont
le soufre, le mercure, le fer, certaines substances
iodées, arsénicales, etc.

Le soufre exerce une action spéciale sur les causes
de diverses maladies qui consistent dans une certaine

altération inconnue des fluides, des humeurs, du sang, etc. ; ces causes consistent dans la viciation des molécules qui les constituent. Le soufre a la propriété d'en procurer l'épuration ; administré à l'intérieur ou à l'extérieur, il est saisi par les orifices des absorbants qui s'en emparent et les éliminent, les rejettent au dehors par les voies surtout des éliminations cutanées ainsi que le prouve l'odeur qu'il communique à la peau, à l'haleine, aux sueurs, aux urines, aux gaz, etc. Si donc on veut signaler la part que le soufre peut prendre à la guérison des dartres, de la gale, de la teigne, des maladies enfin que l'on désigne sous le nom de maladies de la peau ; il a uniquement pour effet de procurer la neutralisation de la cause de ces affections ; que si on joint à son action celle des amers et des substances dépuratives, des moyens et des substances éliminatrices, on se trouvera ainsi sur la voie des indications thérapeutiques naturelles, pourvu que ces moyens et ces substances soient mis en application à propos et dans les conditions propres à les faire réussir.

Le mercure a pour propriété, pour action spéciale de neutraliser la cause des maladies vénériennes, le virus syphilitique. Que n'a-t-on pas dit, que n'a-t-on pas écrit sur ce sujet ? On le regarde encore aujourd'hui comme un spécifique par la raison qu'il en procure seul, croit-on, souvent la guérison. Le vice ou virus syphilitique est toujours le produit de la combinaison de divers éléments, de diverses substances, fluides, humeurs altérées ou viciées qui se combinent pour le former. S'il agit diversement quant à ses effets, s'il se produit sous forme de chancre, de bubon, de blennorrhagies, etc., ce n'est pas qu'il exerce par lui-même un effet multiple ; son action est modifiée uniquement par la constitution et le tempérament des individus ; chancre chez l'un, bubon chez un autre (chez le lymphatique surtout), blennorrhée ou blennorrhagie chez un troisième, c'est le tempérament qui modifie ainsi son action. Le mercure méthodiquement employé procure toujours la guérison, non pas de la maladie, mais de la cause de la maladie, neutralise, détruit l'action du virus syphilitique. C'est le système lymphatique qui est le siége des affections syphilitiques ; c'est quand l'affection n'a pu se terminer par le rétablissement des fonctions naturelles que de ce système elle se propage à d'autres systèmes ou affecte tel ou tel organe selon la diversité des constitutions ; c'est par la même raison qu'elle se traduit sous diverses formes : engorgements, ulcérations d'une forme et d'une couleur particulière ; c'est ainsi que le virus syphilitique se *jette* sur les yeux, affecte spécialement le tissu de l'iris, qu'il se jette sur les muqueuses, sur la peau, sur les os, etc.

Pour que le mercure puisse procurer sûrement la guérison de la cause de la maladie syphilitique, il faut qu'il soit mis en application à l'extérieur, confié à l'absorption de la peau ; il faut que le malade soit constitutionnellement placé dans des conditions favorables, c'est-à-dire propres à favoriser l'action des absorbants. Il faut que les phénomènes d'irritation, de douleurs, de congestions locales, soient combattus auparavant, qu'ils soient réduits à moins d'intensité. Il faut alors que le mercure soit mis en application à doses minimes d'abord, de manière à pouvoir les élever, diriger ainsi l'action du médicament ; il faut donner à chaque application le temps d'agir avant de recourir à un autre : il faut joindre à l'emploi du mercure celui des dépuratifs et des moyens et des agents propres à favoriser les éliminations et par suite celle des molécules mercurielles que la nature tend à rejeter au dehors.

Dans ces conditions le *mercure procurera toujours sans accidents et sans danger la guérison de la cause de la maladie.* On a cru longtemps qu'il fallait pour guérir les malades pousser l'emploi du mercure jusqu'à la salivation. Qu'arrive-t-il alors ? Le mercure dans cette circonstance se dépose dans les glandes salivaires, parce que, appliqué en trop grande quantité, ses molécules ne pouvant suivre librement leur trajet vers les éliminations se ramassent, se réunissent les unes aux autres dans ces parties, comme dans d'autres où on le retrouve à l'état métallique et où leur présence occasionne des désordres de diverse nature et de diverses formes. Tout malade qui commence à saliver commence à être empoisonné. Les accidents que déterminent la manipulation du mercure et les vapeurs mercurielles donnent une idée de l'action toxique de cet agent mis en application à doses trop élevées. On demande s'il peut être indiqué d'administrer le mercure par l'estomac (c'est dans ce cas le sublimé corrosif dont on fait usage) s'il n'y a pas des cas où il faut pousser l'emploi du mercure jusqu'à la salivation, jusqu'à produire les mêmes effets que ceux du *scorbut* afin de combattre l'inflammation, de détruire la *plasticité* du sang dans toutes les maladies (dans les maladies des yeux surtout, comme l'a prétendu jadis un oculiste plus connu que célèbre) poser de semblables questions, c'est les résoudre.

Il en est de l'arsenic, des substances iodées, etc., comme du mercure. La question est de les mettre en application de la manière que nous venons d'indiquer à l'occasion du mercure pour leur faire produire l'effet qu'on a droit d'en attendre. Il est arrivé il y a quelques années que les médecins employant le mercure à doses trop élevées et trop précipitées, non-seulement cette substance ne réussissait pas à procurer des effets favorables, mais encore son emploi déterminait des accidents plus graves. Sans en soupçonner la raison, on a avancé que la médication dépurative et purgative suffisait à procurer la guérison des maladies syphilitiques. On a obtenu, il est vrai, soit par les dépuratifs, soit par l'emploi des purgatifs, des guérisons qu'on n'avait pas pu procurer par l'emploi du mercure; mais pourquoi? C'est que le mercure ayant été mal employé, à doses trop élevées et trop précipitées, les malades en étant saturés, on faisait précisément, sans s'en douter, ce qu'il fallait faire : on procurait des épurations et des

éliminations qui favorisaient le rejet du mercure
au dehors, il en restait toujours assez pour neutraliser la cause de la maladie.

Nous venons d'indiquer l'action thérapeutique,
l'action spéciale qu'exercent les agents et les substances auxquels on a attribué jusqu'à ce jour,
sans se rendre compte de leur effet, la propriété de
guérir les maladies. Aussi a-t-on donné à cette médication le nom de *médecine* EMPIRIQUE, qui consiste,
comme on la définit, dans l'emploi de toute substance dont *l'action n'est pas connue, mais qui ce-*
pendant procure, croit-on, la guérison des maladies. Nous lui avons par suite substitué la *mé-*
dication POSITIVE. Selon la première en effet, le
médecin agit sans raisonnement ; il met en application tel remède parce qu'il réussit quelquefois par
hasard ; il ne peut se rendre compte des succès pas
plus que des insuccès ; il confond ainsi les faits, impuissant à les rapporter aux causes réelles qui les
produisent ; il attribue la guérison des malades à
l'action mystérieuse des médicaments ; selon la seconde, le médecin rapporte toujours les faits, les
guérisons aux causes réelles qui les produisent, et
donne la raison de l'action de chaque agent, de chaque substance par l'effet propre et spécial que chacun produit et par les phénomènes qui en sont la
suite. De sorte qu'il reste établi que les agents et les
substances auxquels on a jusqu'à ce jour cru devoir attribuer la propriété de guérir les maladies
n'ont et ne peuvent avoir pour effet et n'ont eu for-

tuitement pour effet que de contribuer à faire cesser les causes, ou à procurer les épurations ou les éliminations nécessaires au rétablissement des fonctions régulières.

Si les maladies étaient réellement telles qu'on le suppose dans la science actuelle, si elles provenaient de lésions organiques, s'il était vrai qu'elles se forment dans les organes, dans tel ou tel par hasard, dans celui où le malade éprouve de la douleur et auquel il attribue la maladie, dans la tête, l'estomac, le cœur, les yeux, les poumons, etc., on aurait raison de mettre en application les ageuts, les moyens, les substances thérapeutiques dans l'intention de procurer la guérison des organes; mais il n'en est pas ainsi, et les organiciens eux-mêmes ne se sont pas bornés à mettre en application leur médication empirique; ils ont instinctivement compris qu'elle était seule impuissante et ont été forcés de recourir en même temps à la médication dite révulsive ou dérivative.

La médication dérivative s'appuie sur cet axiome : *Duobus doloribus semel obortis, vehementior obscurat alterum :* de deux douleurs qui existent à la fois, la plus vive fait taire l'autre. La méthode dérivative s'exerce sur et par le système nerveux ; elle a pour but de déterminer une douleur plus vive sur des parties éloignées de celles ou s'est établie la douleur première; elle n'exerce aucune action directe sur les organes; elle agit sur le système nerveux, attire le fluide nerveux sur des points éloignés, y détermine par suite un afflux plus considérable de sang et d'humeurs et vient ainsi en aide au rétablissement des fonctions régulières dans les systèmes de l'économie; et comme les systèmes, en se combinant entre eux, composent les organes, en agissant sur les systèmes la médication dérivative agit par suite sur les organes et vient ainsi en aide au rétablissement de leurs fonctions régulières. D'où il résulte évidemment que si les substances thérapeutiques exercent leur action sur les systèmes comme sur les organes et n'ont pour résultat que de modifier leurs fonctions, l'action des dérivatifs, ne s'exerçant que sur le système nerveux et par suite sur les autres, n'a pour résultat que de favoriser le rétablissement des fonctions dans les systèmes et de venir en aide par suite au rétablissement des fonctions dans les organes malades. D'où il suit que c'est en portant l'action des agents et des substances thérapeutiques sur les systèmes et en agissant par les dérivations sur les systèmes, qu'il est uniquement possible de procurer la guérison des organes. Telle est l'action qu'exercent les saignées générales, celle du bras, du pied, etc. ; telle est l'action qu'exercent les sangsues, les ventouses scarifiées ou sèches, les sinapismes, les rubéfiants, les vésicatoires, les moxas, le séton, le cautère, l'ustion, les drastiques, les bains de vapeurs dans certaines circonstances, etc.

La médication dérivative est soumise à la loi des sympathies anatomiques, physiologiques et pathologiques, on le comprend facilement. Elle ne doit pas être mise en application au hasard, sans méthode, sans règle, sans raison; on prétend que les névralgies sont les affections les plus rebelles à la thérapeutique; c'est une erreur : elles cèdent généralement à l'emploi des sédatifs d'un côté et des dérivatifs de l'autre sagement dirigés. Il est vrai qu'il n'est pas aussi facile d'en prévenir le retour; nous en donnerons les raisons.

Les dérivations sont nécessaires dans le cours des maladies, dans les maladies chroniques surtout qui sont celles dans lesquelles la lutte se continue indécise entre l'action de la cause de la maladie et de ses effets d'un côté et la réaction de la force vitale, de la force de la constitution et du tempérament de l'autre. Elles sont héroïques à l'égard des affections intermittentes et si les maladies chroniques sont intermittentes, ce n'est pas qu'elles reconnaissent l'action de causes intermittentes, mais cette intermittence s'explique par la raison que dans leur cours, c'est tantôt l'action de la cause de la maladie qui prédomine, et tantôt la réaction de la force vitale.

Ici se présente une question qui réclame toute la sagacité du médecin. Faut-il pratiquer les dérivations autre part que sur des parties éloignées des organes malades? Peut-on les appliquer sur la peau qui les recouvre? Il arrive souvent que l'action des sangsues appliquées sur la peau qui recouvre les organes malades produit un effet contraire à celui qu'on attend; qu'au lieu de diminuer les congestions, de les détourner, de les attirer vers la peau, elles occasionnent un afflux plus considérable de sang et d'humeurs dans l'organe affecté, et déterminent ainsi des accidents, des désordres plus graves ; on évite ces accidents en opérant les dérivations sur des parties éloignées.

Le système nerveux domine et exerce son action sur tous les autres ; d'où l'indication d'agir par l'emploi des sédatifs sur le système nerveux d'un côté, pendant que de l'autre on met les dérivatifs en application. Si le système nerveux exerce une action puissante sur les autres systèmes, il n'est pas moins à son tour influencé par chacun d'eux, selon qu'ils prédominent dans l'individu. C'est ainsi que quand une maladie a débuté par le trouble des fonctions du système sanguin, les dérivations viennent en aide au rétablissement des fonctions du système nerveux, etc. Il est impossible de tracer des règles à l'égard de l'application de la médication dérivative, il faut étudier la nature, car elle-même l'indique par des symptômes et les procure spontanément sous les noms de crises, de métastases qui, vers la fin des maladies, sont des indices du retour à la santé. La chose principale, c'est que les dérivations soient opérées toujours sur des organes dont les fonctions sont moins importantes que celles de l'organe affecté, et dirigées vers les voies des éliminations naturelles. Les dérivations sont encore nécessaires dans tous les cas où il est indiqué de rappeler les maladies sur les parties où elles existaient auparavant. La médication dérivative est ainsi le complément de toute thérapeutique.

Si donc il est évident que les causes qui font et entretiennent la santé sont les mêmes que celles qui occasionnent le trouble ou l'altération de la santé ; si les mêmes agents, les mêmes substances, les mêmes impressions, sensations, etc., sont uniquement les uns par la variété de leur action, de leur influence dépendante de la nature des constitutions et de la prédominance des tempéraments, des causes de trouble des fonctions, et les autres par l'altération naturelle des éléments qui les composent, des causes de l'altération de la santé, de la viciation des fluides, des humeurs, etc., il est évident que les premières seules peuvent être appelées à remédier aux désordres qu'elles ont occasionnés, et qu'à l'égard des autres la médecine ne peut avoir pour mission que de recourir à l'emploi des agents propres à neutraliser, à détruire ces altérations matérielles, causes de l'altération de la santé, parce qu'il n'est pas, ou qu'il n'est qu'exceptionnellement au pouvoir de la nature de produire ce résultat à l'égard duquel quelques agents seulement nous sont connus. Quel est le remède, par exemple, qui a guéri la lèpre, cette maladie si hideuse, si dévorante, Épidémie physique causée par l'épidémie morale des croisades ? Quel a guéri la teigne, quel la plique, quel guérit les scrofules, etc. ? C'est à la fois tout ce qui agit favorablement sur l'individu dans l'ordre de ses rapports avec les agents extérieurs, et dans ses rapports avec lui-même selon la nature de sa constitution et la prédominance de son tempérament.

C'est donc une illusion scientifique de croire, de se persuader que c'est par l'emploi de ces substances qu'on désigne sous le nom de médicaments dans les pharmacopées sans qu'il soit possible de caractériser ce qu'on entend par ce mot, qu'il est surtout possible de procurer la guérison des maladies.

Nous avons fait observer que les phénomènes qui se produisent dans les maladies ne consistent que dans l'exagération ou la diminution ou l'altération des mêmes phénomènes que ceux de la santé. Dans toute maladie en effet, comme dans toute digestion se produisent des phénomènes fébriles ; dans l'acte de la digestion, la présence des aliments dans l'estomac y attire, en vue du travail naturel nécessaire, un afflux plus considérable de sang, qui y dégage une quantité plus grande de calorique, de chaleur ; mais comme le sang, en s'accumulant à l'intérieur, au centre, se trouve diminué de quantité à la circonférence, il en résulte une sensation de froid, de frisson à la peau. Pendant que s'opère la séparation des aliments dans l'estomac et au fur et à mesure qu'elle se continue, la nature réagit de l'intérieur à l'extérieur, le sang se reporte du centre à la périphérie ; de là, chaleur plus grande à la peau qu'auparavant, sensation de bien-être et, par suite, transpirations, éliminations plus faciles, plus favo-

rables. Toute maladie est accompagnée de fièvre
plus ou moins prononcée, et toute fièvre consiste,
comme la fièvre de la digestion, dans un afflux plus
considérable de sang, chaleur par suite à l'intérieur, frissons, froid à la peau et puis réactions,
chaleur et transpirations, éliminations plus abondantes. La fièvre est donc dans toute maladie
l'expression du travail nécessaire à procurer des
éliminations, *aliquid conamen naturæ;* comme dans
toute digestion elle est l'expression du travail naturel qui tend à éliminer, à rejeter au dehors les éléments des substances alimentaires impropres à se
métamorphoser en aliment. D'après cela y a-t-il des
fièvres essentielles, des fièvres qui, comme le rhumatisme, la syphilis, etc., reconnaissent des causes
propres à elles, spéciales, qui les produisent en un
mot ? La fièvre est-elle une maladie qui se combine
avec toutes les autres? Y a-t-il des fièvres cérébrales, séreuses, muqueuses, musculaires, pulmonaires, etc., ou la fièvre n'est-elle dans toute maladie que l'expression des efforts et du travail naturel
destiné à concourir au rétablissement des fonctions
troublées ou suspendues par la production d'éliminations de produits altérés, viciés ou putrides? Que
n'a-t-on pas dit, que n'a-t-on pas écrit sur une
question aussi simple! Quand une personne a la
fièvre, quelles sont les indications thérapeutiques?
Faut-il couper les fièvres intermittentes? Peut-on
procurer la guérison de la fièvre sans procurer
la guérison de la maladie? Doit-on faire cesser

l'effet, troubler l'effet favorable au retour de la santé, sans auparavant faire cesser la cause de la maladie?...

Nous avons dit qu'en appréciant la médecine au point de vue de la vocation, le médecin a une triple mission à remplir : 1° prévenir les maladies; 2° en procurer la guérison ; 3° adoucir les maux qu'on n'a pu éviter. La médecine préventive est une science encore en expectative; l'hygiène à laquelle on la rattache ne traite que des moyens de conserver la santé, chose impossible sans mettre en même temps en application les moyens de prévenir les maladies auxquelles chacun est prédisposé par la nature même de sa constitution et de son tempérament. L'hygiène ne s'applique qu'à la convalescence ; l'idée même de chercher à prévenir les maladies paraît, à la première impression dans la disposition actuelle des esprits, au moins excentrique ; la présence du médecin suppose toujours l'emploi des remèdes : médecine ou remède sont des mots synonymes. Un médecin qui n'ordonnerait pas de remèdes passerait aux yeux du plus grand nombre pour un esprit étroit ; aux yeux des personnes intelligentes il serait un homme supérieur s'il ne recourait à leur emploi que dans les cas exceptionnels de leur nécessité.

L'art de prévenir les maladies est l'art de corriger les constitutions et de réformer les tempéraments. Nous avons dit que le mot constitution comprend les fondements de l'organisation individuelle, la nature des éléments matériels qui se transmettent des pères et mères à l'enfant, la pureté ou l'impureté des fluides, des humeurs, du sang, etc. On entend pur le mot tempérament le développement, la coordination des divers systèmes de l'économie, la prédominance que chacun exerce sur les autres, soit le système nerveux, ou le système sanguin, ou le système lymphatique, ou le système muqueux, etc. ; c'est ce qui fait la différence des tempéraments. Il n'est pas d'enfant qui n'apporte en naissant le germe des maladies dont ont été affectés ses parents ou qui ont déterminé leur mort prématurée ; aussi très-peu de personnes meurent naturellement c'est-à-dire sans souffrance dans un âge avancé, grâce à l'accord exceptionnel et permanent d'une bonne constitution avec un bon tempérament ; d'un autre côté cependant, tant il est nécessaire que l'action des excitants accidentels vienne souvent en aide aux excitants naturels, il est un grand nombre d'individus venus au monde avec une complexion débile, chétive, maladive, qui, par suite de changements instinctifs ou fortuits opérés dans leur constitution et leur tempérament, parviennent jusqu'à la plus extrême vieillesse, tels Fontenelle, Voltaire, le duc de Richelieu, etc. ; tant il est vrai que diverses causes détruisent les meilleures complexions et réparent les plus mauvaises. Les altérations des éléments matériels transmis dans l'acte de la génération des pères et mères à l'enfant sont les causes les plus fréquentes de l'altération de la santé ; la prédominance d'un des systèmes de l'économie sur les autres est toujours la cause première des maladies qui consistent dans le trouble des fonctions régulières, et le système qui prédomine dès l'enfance finit toujours, s'il ne rencontre pas d'obstacles, par opprimer tous les autres. L'éducation physique et morale des enfants est généralement, dans la civilisation actuelle, livrée aux caprices, aux habitudes, aux préjugés de leurs parents et de leurs pédagogues, plutôt que dirigée selon le plus simple bon sens.

Il faudrait pour élever les enfants tenir compte avant tout de leur constitution et de leur tempérament. Chez les personnes où prédomine le système nerveux, le physique comme le moral témoigne de son influence; la peau est pâle par suite de l'oppression du système sanguin, le système cellulaire peu abondant, les artères peu développées, le pouls vif et saccadé, les impressions mobiles, l'inquiétude toujours éveillée, etc.; chez les personnes où prédomine le système sanguin, les artères sont proéminentes, le pouls dur, parce qu'il est plein, la peau du visage, sans cesse excitée par l'action de l'air, s'injecte, rougit à la moindre sensation, le sang se porte facilement avec trop d'abondance vers le cerveau pour fournir au travail incessant de la pensée, les organes sont développés, les muscles surtout, parce qu'ils reçoivent une quantité plus grande sang et, par suite, de nourriture; la satisfaction des besoins organiques est plus impérieuse, etc. Si à la prédominance du système nerveux se joint de la prédominance secondaire du système sanguin, il arrive que ces individus ne sont pas toujours à certains égards maîtres de leurs passions; joignez à cela l'influence de la bile sécrétée par le foie en trop grande abondance, effet qu'à cause de son action on a élevé à la hauteur d'un système, et vous aurez le tempérament qui, selon les circonstances, fait les grands hommes ou les grands criminels.

Les personnes chez lesquelles prédomine le système lymphatique n'éprouvent aucune des vives sensations que détermine la prédominance du système nerveux, aucun de ces besoins impérieux que cause la prédominance du système sanguin; si leurs plaisirs sont moins vifs, leurs douleurs sont aussi moins grandes; ce n'est pas du sang, semble-t-il, qui coule dans leurs veines; la peau est fade, le tissu cellulaire mollasse, les muscles amaigris; chez eux tout est passif, la volonté comme l'action. Tel Guatimozin disant à un Espagnol qu'on brûlait à son côté et qui poussait de grands cris : « Et moi, suis-je sur un lit de roses! »

Que si à la prédominance du système nerveux s'unit la prédominance secondaire du système lymphatique, ceux-là tombent dans la faiblesse, dans la prostration des forces aussitôt que leurs besoins sont satisfaits. Il en est de même à l'égard de tous les autres systèmes, dont l'influence réagit sur les dispositions physiques et morales par suite et qui sont des causes de maladies spéciales.

Ainsi, de même que la nature des éléments matériels transmis des pères et mères à l'enfant fait la constitution, de même la prédominance de tel ou tel des systèmes de l'économie fait le tempérament ; les dispositions intellectuelles et morales sont ainsi forcément dépendantes des dispositions physiques. On prétend que l'éducation, l'habitude, changent les dispositions morales ; elles les modifient il est vrai dans certaine mesure, mais on ne les change que par le changement des conditions physiques. C'est donc la constitution et le tempérament qu'il faut réformer pour prévenir les maladies, préparer et maintenir la santé.

On est persuadé dans la pratique de la médecine actuelle que dans les maladies où se produisent de vives douleurs, c'est à l'emploi des anesthésiques, des narcotiques, des sédatifs qu'il faut recourir ; sans doute ces moyens oppriment momentanément la sensibilité, mais ils ne préviennent pas pour cela le retour des mêmes accidents et ne procurent pas la guérison de la maladie.

Comment parvient-on à réformer, à corriger les constitutions et les tempéraments? On corrige les constitutions par l'action des moyens que nous avons signalés et de plus par l'emploi des substances propres à produire la neutralisation, la destruction des causes des affections héréditaires, comme de toutes autres qui occasionnent l'altération, la viciation des fluides, des humeurs, du sang, etc. Que fait la nature dans de telles occurrences? Elle procède, autant qu'il est en son pouvoir, par des épurations et des éliminations incessantes, et si le médecin est appelé à venir à son aide dans certaines circonstances, c'est surtout afin de faire ce qu'elle ne peut pas faire elle-même, c'est-à-dire neutraliser ou détruire certaines causes des maladies ou soustraire les malades à leur action.

Nous ne connaissons encore que peu de moyens propres à produire ces effets : le soufre, l'iode, le mercure, le fer, la soude, l'arsenic dans quelques cas exceptionnels.

On réforme les tempéraments, non pas en agissant directement sur le système qui prédomine, non par les narcotiques et les stupéfiants si c'est le système nerveux ; par des soustractions de sang si c'est le système sanguin ; par l'emploi exclusif des médicaments ; mais en favorisant le développement des systèmes qui peuvent parvenir à établir entre tous un certain équilibre ; si c'est par exemple le système nerveux dont l'action l'emporte sur celle de tous les autres, on lui oppose le développement du système sanguin, ou du système lymphatique, ou du système cellulaire, etc. ; on agit de préférence sur celui ou sur ceux qui prédominent après lui.

Comment parvient-on à faire prédominer tel ou tel système de manière à contre-balancer l'action de celui qui l'emporte sur tous les autres ? Par des moyens généraux et surtout par le régime et le choix des aliments et les précautions hygiéniques. Dans de telles questions on ne peut signaler que des indications générales, puisqu'elles varient selon la nature des constitutions et la prédominance des tempéraments.

Il est pourtant important de prêter attention au choix et à la qualité des aliments. Dis-moi ce que tu manges et je te dirai qui tu es, dit le proverbe. Les farineux favorisent le développement du système cellulaire ; les viandes rouges le développement du système sanguin ; les végétaux amers favorisent les épurations ; les excitants aident à la prédominance du système nerveux, etc. Il est des végétaux et des animaux dont on devrait éviter de manger ; ce sont ceux qui sont de nature à introduire dans l'économie des éléments impurs, fermentescibles ou putrides. On mange trop parmi nous, et surtout trop de viande, comme on boit généralement trop et sans nécessité. Il y a des peuples qui vivent sous la même latitude et qui ne se nourrissent que de céréales, de fruits, de végétaux, qui s'abstiennent de vin et de liqueurs fermentées et qui sont les plus beaux et les plus forts. La grande quantité d'aliments qu'on absorbe par gourmandise, par préjugé, pour se rendre, croit-on, plus grand ou plus vigoureux, produit un effet contraire et n'a pour effet que de distendre démesurément l'estomac qui ne digère intelligemment que ce qu'il peut digérer, le reste est rejeté au dehors (1). C'est ainsi que l'abus des

____

(1) On lit dans l'histoire des naufrages, qu'après l'épuisement des vivres, les passagers étant tous morts, il ne restait plus que le capitaine mourant dans son lit et un mousse qui le servait. Le capitaine demanda au mousse comment il avait pu conserver ses forces ; le mousse n'ayant rien à redouter de son capitaine, lui répondit qu'il avait raclé la *soute* à la farine, qu'il en avait fait des boulettes et que cet aliment l'avait préservé !...

aliments finit par rendre nécessaire, pour venir en aide à l'action des excitants naturels, l'usage des boissons alcooliques dont la présence dans l'estomac irrite les nerfs et par suite y attire une quantité plus considérable de sang qui favorise ainsi la digestion. Il est aussi déraisonnable, dans la civilisation actuelle, de créer des sociétés de tempérance où l'on s'impose l'obligation de ne boire que de l'eau, que de faire abus des liqueurs alcooliques.

C'est dès l'enfance, dès la naissance que le médecin doit s'occuper à prévenir les maladies en remontant à la connaissance de la constitution et du tempérament des parents, en s'enquérant des maladies auxquelles ils ont été sujets, de celles qui ont occasionné leur mort avant le terme naturel. A cette occasion nous ne ferons que quelques observations : le lait d'une mère saine est assurément pour l'enfant le seul aliment convenable; à son défaut et à l'égard des tempéraments strumeux ou lymphatiques le lait de chèvre est celui qu'il faut préférer. Ce lait participe de la constitution délicate et du tempérament essentiellement nerveux de la chèvre. On sait les effets qu'il produit sur les enfants qui en ont été nourris.

La nature indique qu'il faut que les organes aient atteint un certain développement pour pouvoir procéder à l'exercice de leurs fonctions respectives : le cerveau ne pense pas, l'œil ne voit pas, l'oreille n'entend pas, etc., chez l'enfant qui vient de naître. Il est donc indiqué d'attendre que le cerveau ait acquis un certain développement pour pouvoir l'exercer selon la mesure de ses forces, avant d'exiger par l'étude plus qu'il ne lui est possible de faire ; les anciens, nos maîtres, ne l'ignoraient pas. A Rome, les grammairiens chargés d'élever la jeunesse ne procédaient aux études qu'à la suite des exercices corporels ; l'étude était le moment du repos ; on les appelait des maîtres de jeux, *magistri ludi.* Parmi nous on procède autrement ; la journée devrait au moins être partagée entre le développement des facultés physiques et le développement des facultés intellectuelles. Deux heures à peine sont accordées aux premières ; les autres consacrées aux études ou mieux à l'ennui, à la fatigue des études. Chose inutile, car on n'apprend que par soi-même ! Il en est de même à peu près dans tous les actes de la vie. Que n'a-t-on pas dit, par exemple, à l'occasion du sommeil ?

Sex horas dormire satis, nulli conceditur octo, vix septem pigris ! Dormir six heures, c'est assez ; on en accorde sept aux paresseux, huit à personne, dit l'école de Salerne. Cet aphorisme poétique qui encore a force de loi est stupide ; c'est la nature qui règle le temps du sommeil selon le besoin de l'accroissement et de la réparation des forces ; l'enfant doit dormir jusqu'à ce qu'il se réveille !

C'est la nature, avant tout, qui trace à chacun la voie qu'il doit suivre dans ses rapports avec les agents extérieurs, comme dans ses rapports avec ui-même, par les impressions instinctives, irréfléchies, qui le portent à rechercher sans notion, sans jugement, celles qui lui sont agréables et à repousser les autres ; c'est comme une voix qui indique ainsi ce que chacun doit faire. Que si on y était attentif, on éviterait une foule de maladies qui ne deviennent graves ou mortelles que parce qu'on néglige ces avertissements. Si la nature prévoyante a attaché une sensation de plaisir à la satisfaction des besoins, elle y a joint en même temps une sensation de répugnance, de dégoût si cette satisfaction est poussée jusqu'à la satiété ; aussi ce n'est pas seulement dès l'enfance, c'est dans tous les âges de la vie que le médecin doit diriger chacun selon sa constitution et son tempérament. La médecine est à la fois une science, un art et un sacerdoce humanitaire, et ne fût-elle qu'un sacerdoce, que par le faible des institutions, elle deviendrait bientôt, tranchons le mot, un métier.

Il est, comme nous l'avons fait observer, dans l'action des agents qui concourent à l'entretien de la vie et de la santé certaine mesure d'influence au delà de laquelle ils deviennent des causes de trouble ou d'altération de la santé, chacun en est averti ; aussi voit-on certaines personnes éclairées par l'expérience, car on ne se corrige jamais que par ses fautes, prendre certains soins, certaines précautions, éviter par exemple l'action de l'air froid, d'une chaleur trop grande, s'arrêter d'elles-mêmes à la satisfaction modérée des besoins.... ce sont des personnes intelligentes et qui font attention ; c'est de l'attention à éviter les sensations désagréables qu'on peut dire : *Vivitur ingenio, cætera mortis erunt !*

La connaissance des constitutions et des tempéraments conduit non-seulement à la connaissance des dispositions physiques, intellectuelles et morales de l'individu, mais encore à l'appréciation de ses rapports avec les agents extérieurs : l'air, la lumière, l'électricité, le froid, le chaud, le sec, l'humide ; de ses rapports avec les aliments, les boissons, le sommeil, la veille, l'exercice, le repos, la fatigue, la profession, etc. ; mais encore à l'appréciation de ses rapports avec lui-même, de ses sensations, de ses sentiments, ainsi que de ses rapports avec la société ; la peur, la crainte, l'affection, l'amour, la haine, l'ambition, la dévotion, etc.

A l'égard des maladies qu'on n'a pu prévenir, il faut les considérer non d'après leurs noms traditionnels qui n'en donnent que des notions impossibles, mais en ce qu'elles sont en fait, en réalité, des troubles des fonctions ou des altérations des humeurs, et si nous nous sommes servi du mot maladie jusqu'à ce moment, c'est uniquement comme transition de l'idée qu'on s'en fait à celle qu'on doit s'en faire, car ce mot ne peut s'appliquer qu'aux affections qui sont accompagnées de *mal*, de douleur, et il est un grand nombre d'affections graves et même mortelles qui, pendant un certain temps du moins, ne sont accompagnées d'aucun mal, d'aucune douleur ; par la raison que le système nerveux n'y est pas participant.

Dans la douleur ou l'exagération de la sensibilité qui précède ou accompagne les maladies, le fluide nerveux ne se distribue plus d'une manière régulière comme dans l'état de santé; il se porte, se congestionne sur certaines parties du système nerveux et devient ainsi la cause d'une sensibilité exagérée et portée au delà des bornes compatibles avec l'exercice des fonctions régulières : or les maladies consistant dans l'exagération ou la diminution des phénomènes qui se produisent à l'état de santé, il n'est guère possible de tracer une ligne de démarcation, de dire précisément où finit la santé, où commence la maladie; c'est la fièvre qui est surtout l'expression de la maladie. Les troubles qui sous la pression première des causes morbides se produisent dans les systèmes n'occasionnent aucune douleur tant que le système nerveux n'en est pas à certain point affecté ; ce sont des anxiétés, des malaises, une certaine fatigue ; les malades s'en rapportent généralement à la nature du soin de les guérir. Mais quand il arrive que ce trouble des fonctions se porte, se fixe sur les parties de ces mêmes systèmes qui entrent dans la composition des organes, alors le système nerveux en est averti, la douleur éveille l'attention et on se persuade que là où est le mal là est uniquement la maladie.

Nous n'avons pas à faire l'histoire des troubles des fonctions ou de la viciation des humeurs de chacun et de tous les systèmes de l'économie ; nous allons seulement appuyer nos principes de considérations spéciales sur les maladies les plus fréquentes et les plus importantes, les affections des systèmes auxquels elles se rapportent s'y trouveront naturellement comprises.

Si pour faciliter l'étude des maladies on veut établir des classifications, la seule qui peut rendre raison des faits c'est la classification naturelle. Ainsi, il est évident qu'il se produit dans le cours de la santé des accidents auxquels on donne le nom de maladies dont la cause occasionne un simple trouble des fonctions régulières dans les systèmes, dans le système nerveux ou le système sanguin, etc. ; ce trouble consiste non-seulement dans l'action d'une cause, mais encore dans ses effets ; mais ce n'est pas seulement, comme nous le dirons plus loin, ce qui constitue la maladie, ce qui constitue une maladie.

Il y a, de plus, des maladies qui consistent dans le trouble des fonctions d'un seul système propagé à un autre ou à plusieurs et par suite à tel ou tels organes. Il y en a qui consistent dans l'altération, la viciation des humeurs propres à tel ou tel système ; il y en a enfin qui consistent dans l'altération, la viciation des humeurs propagées de tel ou tels systèmes à tel ou tels organes ; ce sont ces troubles de fonctions et ces altérations des humeurs qui, avec les causes, constituent la maladie. S'il en est ainsi, le nombre des maladies n'est pas aussi considérable que les érudits le supposent, il est limité au nombre des systèmes et des organes formés, composés par ces mêmes systèmes ; car, ainsi que nous l'avons fait observer, il ne faut pas prendre pour des maladies, confondre avec les maladies, donner le nom de maladies, aux accidents, aux désordres, aux désorganisations dont elles deviennent causes quand elles ne peuvent se terminer par le retour à la santé.

La distinction que la science a établie jusqu'à ce jour à l'égard des maladies n'est pas fondée ; elle les divise en maladies actives, aiguës, chroniques, en inflammations et en maladies passives, asthéniques, en sub-inflammations. La science confond sous le nom de maladies deux sortes de causes bien différentes, celles qui occasionnent au début un simple trouble des fonctions, et celles qui au début consistent dans l'altération, la viciation des fluides, des humeurs, du sang, etc. De plus, la science confond sous le nom de maladies deux ordres de phénomènes ou symptômes opposés, les uns qui appartiennent aux causes et à leurs effets, les autres qui se rapportent à l'action de la force vitale, des forces naturelles et à leurs effets ; les uns indiquent la part que prend le système nerveux surtout à l'affection, les efforts que fait la nature afin de procurer le travail nécessaire au rétablissement de la santé ; les autres sont l'expression de la cause de la maladie et des désordres qu'elle entraîne. De plus, comme on ne s'est pas arrêté à l'observation de ce fait, qu'avant de se produire dans les organes, les maladies affectent toujours tel ou tel système, on a mis les maladies sous le vocable des organes dans lesquels elles existent; mais par la raison unique qu'elles n'ont pu se terminer par le retour à la santé pendant qu'elles étaient bornées à tel ou tel des systèmes de l'économie. D'un autre côté, tant l'évidence des faits condamne ceux qui se livrent à des suppositions erronées, on est forcé de reconnaître qu'il y a bon nombre de maladies qui ne consistent que dans le trouble des fonctions ou l'altération des humeurs de tel ou tel système, jusqu'au moment où, ne pouvant se terminer favorablement, elles finissent par entraîner le trouble des fonctions et l'altération des humeurs dans les organes. A l'égard du système nerveux, par exemple, l'exagération de la sensibilité ou la douleur accuse un simple trouble des fonctions du système nerveux; que si, par suite de l'accumulation du fluide nerveux, la douleur se fait sentir sur une des parties qui porte ou qui reçoit la sensibilité dans un organe, on donne à la maladie un nom accommodé à celui de cet organe... Est-il possible de tracer une ligne de démarcation entre l'état de santé et l'état de maladie? Est-il possible de dire où finit la santé, où commence la maladie? Le frisson qui, plus ou moins accusé, précède la fièvre, est-il, ou la fièvre est-elle, comme on le croit, le début de la maladie?

Qu'est-ce que la fièvre? Quel est le but naturel de la fièvre?

On s'est servi du mot fièvre, comme du mot inflammation, sans attacher à l'un ou à l'autre aucun sens, aucune notion définie; on en a fait sans jugement et sans reflexion des maladies ; on s'excuse en disant que ce sont des expressions consacrées par la science.

La fièvre consiste, ainsi que nous l'avons fait observer, soit dans l'accélération des contractions du cœur et, par suite, des battements du pouls et plénitude, avec augmentation de la chaleur ; soit dans la diminution des battements du pouls avec refroidissement ou frisson. Ces symptômes, quoique sous l'influence du système nerveux, sont des symptômes propres au système sanguin : il y a chaleur à l'intérieur et froid, frisson à l'extérieur, quand le sang (car c'est du sang surtout que se dégage la chaleur) se porte, se congestionne de la périphérie au centre ; par contre, il y a chaleur à l'extérieur quand le sang se reporte du centre à la circonférence, et par suite transpirations ou sueurs, ce qui indique le but naturel de la fièvre. Dans ce fait la nature rassemble ainsi ses forces afin de procurer des éliminations qui favorisent les épurations et rejeter au dehors ou les causes de certaines maladies ou leurs produits, c'est-à-dire des éléments impurs, altérés, viciés, fermentescibles ou putrides, dont l'action s'oppose dans toute maladie au rétablissement des fonctions régulières. La fièvre fait ainsi partie de cet ensemble de causes et d'effets que l'on comprend et confond sous le nom de maladies ; mais la fièvre n'est pas la maladie, n'est pas une maladie ; la fièvre est au contraire l'expression de la nature protectrice et conservatrice réagissant contre la maladie,

contre la cause occasionnelle qui trouble les fonctions régulières ou qui vicie les humeurs. La fièvre
est, en un mot, l'antagoniste naturel de la maladie...

Qu'arriverait-il si rien ne venait s'opposer à l'action de la cause de la maladie et à ses effets ? Elle
suivrait son cours et entraînerait toujours la mort
du malade. Il est donc évident que ces phénomènes,
que l'on confond sous le nom collectif de maladie,
consistent, d'un côté, dans l'action d'une cause qui
occasionne le trouble ou l'altération de la santé, et
de l'autre, dans l'action, la réaction des forces vitales
exprimées par la force de la constitution et du tempérament de chacun. C'est pourquoi nous avons
défini avec l'école vitaliste la maladie, l'expression
de la lutte, *encore indécise*, entre l'action des causes
morbides d'un côté et la réaction de la force vitale
de l'autre. Prendre la fièvre pour une maladie, c'est
confondre dans son esprit lé but des lois naturelles
avec la nature de leurs imperfections; car la fièvre
tend toujours et uniquement au rétablissement de
la santé.

De ces faits si évidents que personne ne peut les
mettre en doute, il résulte que, bien loin d'être,
comme la science le suppose, une maladie ou la cause
de certaines maladies, la fièvre est au contraire la
cause ou du moins une des principales causes de la
guérison des maladies, et cela est si vrai que, dans
toute maladie, si la fièvre ne réussit pas à procurer
le travail nécessaire à la production de certains
phénomènes qui précèdent toujours le rétablissement

des fonctions régulières ou la santé, elle s'épuise en efforts inutiles et ne s'éteint qu'avec les malades. (Hectisie, fièvre hectique.)

Faut-il conclure de ce que nous venons de dire qu'il faut toujours laisser agir la fièvre? Sans doute, quand elle agit bien, quand elle procure des transpirations, des sueurs, des éliminations favorables suivies d'amélioration dans l'état des malades, quand dans les fièvres dites éruptives par exemple, la rougeole, la scarlatine, la petite vérole, etc., elle procure des éruptions modérées de produits altérés, viciés ou putrides; mais si les phénomènes que produit la fièvre, ceux propres au système nerveux, au système sanguin par suite qui réagissent sur d'autres et sur les organes, consistent dans des douleurs trop vives, des congestions menaçantes, des désordres graves, des accidents, alors le médecin, ministre et interprète de la nature, doit intervenir afin de modérer la fièvre dans certaines circonstances, de l'exciter dans d'autres, mais jamais pour la faire cesser dans la persuasion que c'est faire cesser la maladie. Cependant la science est unanime pour enseigner que la fièvre est une maladie, une pyrexie, un feu ($\pi\nu\rho$) : que la fièvre est la cause d'un certain groupe de maladies, qu'on doit s'appliquer à combattre la fièvre, à faire cesser la fièvre, afin de guérir les malades.

La science admet des maladies auxquelles elle donne les noms de fièvres essentielles, dont elle avoue ne pouvoir signaler la cause, de fièvres inflammatoires, typhoïdes, malignes, putrides, ataxiques, bilieuses, muqueuses, séreuses, pestilentes, etc., qui ne sont que l'expression d'effets ou de symptômes divers sous l'influence d'une même cause.

La science admet encore des fièvres dites *éruptives* caractérisées par des mouvements fébriles avec production de boutons, de phlyctènes, de vésicules, de pustules, etc., auxquelles elle donne aussi le nom de *maladies de la peau*, prenant ainsi les suites des épurations qui se produisent dans le système capillaire de la nutrition pour des maladies produites par la fièvre, quand dans le cours de ces maladies, la fièvre est au contraire la cause de ces éliminations d'éléments altérés, viciés ou putrides par la peau.

Les autres maladies, la science les comprend sous les noms de phlegmasies ou d'inflammations ; mais quant aux symptômes d'exagération des phénomènes naturels qui les signalent succèdent des symptômes d'affaiblissement de ces mêmes phénomènes, c'est-à-dire quand la nature est impuissante à en procurer la guérison, elle leur donne les noms d'asthénies ou de sub-inflammations. La science pose en principe que les caractères de l'inflammation sont la douleur, la chaleur, la rougeur et la tumeur ou mieux la tuméfaction des parties, et cependant ces caractères ne se trouvent que très-exceptionnellement réunis dans les maladies, comme dans les phlegmons par exemple ; de plus il y a un certain nombre de maladies dans lesquelles la douleur ne se produit qu'à la suite de graves accidents quand des systèmes ils se sont propagés et fixés à tel ou tel organe.

Dans l'inflammation, la douleur est un symptôme propre au système nerveux ; la rougeur est l'effet de l'irruption du sang dans les vaisseaux blancs, la tumeur en est la suite ainsi que la chaleur ou le dégagement plus considérable de calorique. La rougeur, la tumeur et la chaleur ne sont donc que des effets propres et relatifs au système sanguin, comme la douleur au système nerveux. Cela suffit-il pour constituer les maladies, pour en donner une idée appréciable ?

Les jugements portés sur les maladies dans la science, et par suite dans le public médical et dans l'autre, nous paraissent évidemment erronés ; aussi la théorie de l'inflammation n'a conduit qu'à l'abus des soustractions du sang, et si dans la pratique on a renoncé à peu près généralement à ce moyen de guérir les maladies, la science cependant n'a pas encore dévié du principe de l'inflammation.

Les nosographes ou nosologistes se sont de tout temps évertués à faire la description des maladies et de chacune en particulier, à les caractériser d'après les symptômes qui se produisent sous l'action de leurs causes. Or, il est impossible de donner une description exacte d'une maladie, de signaler les phénomènes auxquels on peut sûrement la reconnaître, quand surtout elle se complique d'affections organiques, ce qui a été cause qu'on a cherché à les caractériser anatomiquement, c'est-à-dire par les désordres, les altérations qu'elles laissent dans les cadavres. Il est impossible de donner une description exacte des maladies ou d'une maladie, parce que, bien que la cause soit la même pour tous les individus qui en sont atteints, elle varie toujours dans ses effets, dans ses symptômes, dans ses complications, etc., selon la diversité des constitutions et des tempéraments. La multiplicité des noms donnés à une même maladie en est la preuve; la fièvre dite inflammatoire, par exemple, est aussi appelée synoque, fièvre ardente, continente-inflammatoire, sanguine, septénaire, irritative, angioténique, etc. La fièvre typhoïde est aussi appelée fièvre maligne, putride, ataxique, bilieuse, muqueuse, pestilente, adynamique, lente-nerveuse, entéro-mésentérique, dothiénentérie, gastro-entérite, entérite folliculeuse, entéro-mésentérique, choléra, typhus, etc.

Pour mettre un certain ordre dans les idées, pour pouvoir débrouiller ce chaos que la science nous a transmis sans notions et qu'on a accepté sans réflexion, sans jugement, pour faire pénétrer quelques rayons de lumière dans ces ténèbres, il faut diviser les maladies en celles qui, sous l'influence des causes que nous avons signalées, consistent dans le trouble premier des fonctions ou dans l'altération première des humeurs; sans cela on serait induit en erreur à l'égard de toute indication thérapeutique; il faut de plus bien distinguer dans toute maladie ce qui appartient à la cause et à ses effets, de ce qui appartient à l'action, à la réaction de la force vitale, à la nature protectrice et conservatrice.

Toute maladie consiste donc, en y comprenant la cause, dans un simple trouble des fonctions régulières ou dans l'altération, la viciation des humeurs. Il arrive le plus souvent au début que la nature seule, procure, dans le premier cas, le rétablissement des fonctions régulières, et, dans le second, l'élimination de la cause et par suite la cessation de ses effets. Mais il arrive souvent aussi que la nature est impuissante, la maladie alors se propage du système primitivement affecté à tel ou tel autre et se fixe par suite dans tel ou tel organe. La maladie existe donc ainsi et dans le système où elle s'est formée et dans l'organe, de sorte qu'il est permis de dire que si la science était en mesure de prévenir ces accidents et de procurer la guérison des maladies tant qu'elles n'existent que dans les systèmes, il ne se produirait que très-rarement des affections organiques.

On est généralement persuadé qu'il y a un grand nombre de maladies qui se forment et éclatent tout à coup; que les malades n'en sont avertis que par les accidents soudains que leurs causes déterminent, ce sont les plus terribles, celles qui consistent dans la viciation des humeurs. Les malades cependant en sont prévenus, comme de toutes les autres, par des mouvements désordonnés, des anxiétés, des malaises, des indispositions; mais on n'y porte aucune attention. Il faut remarquer que dans toutes les ma-

ladies, la cause qui constitue la viciation des fluides,
des humeurs, du sang, etc., cause inconnue, inap-
préciable parce qu'elle ne tombe pas sous nos
sens et qu'elle échappe à toute analyse, subit un
certain temps d'incubation, de fermentation et
qu'elle ne fait explosion que quand déjà elle a
produit de graves désordres. Les douleurs, expression de la réaction des forces vitales signalent
par leur acuité et leur intensité la gravité et les
dangers de la maladie.

Ce fait se produit dans toutes les maladies désignées sous les noms de fièvres cérébrales, typhoïdes,
putrides, malignes, bilieuses, ataxiques, adynami-
ques, pestilentes, typhus, choléra, rage, etc. Est-il
étonnant que de tels accidents se déclarent dans
le cours de la santé, puisque la santé ne s'entretient que par des épurations et des éliminations
incessantes produits de la nutrition altérés, viciés,
fermentescibles ou putrides et comme dans le cours
de la santé personne ne prête attention à prévenir
les maladies dont chacun est plus ou moins menacé
selon la nature de sa constitution et la prédominance
de son tempérament; comme personne ne suppose
dans l'état de santé qu'il est important surtout de
prendre les moyens propres à favoriser la nutrition
et par suite les épurations et les éliminations, afin
de prévenir les maladies et de les rendre moins
graves si elles viennent à se produire, on s'étonne
qu'elles éclatent, croit-on, subitement avec des désordres souvent foudroyants, des accidents irré-

médiables, et l'ignorance en accuse l'impuissance de la médecine.

Rappelons que toute maladie qui commence par occasionner le trouble des fonctions régulières finit par entraîner la viciation des humeurs, et que la viciation des humeurs finit toujours par entraîner la destruction partielle ou totale des organes, à plus forte raison celles qui ont pour cause première la viciation des fluides.

D'après les faits que nous avons exposés, il suit que pour pouvoir acquérir des notions exactes sur cet ensemble de causes déterminées et d'effets protéiformes qu'on est convenu de désigner par le mot banal de maladies, il faut les réduire à la connaissance des causes et à l'appréciation de leurs effets d'après la diversité des constitutions et des tempéraments. C'est donc avant tout la constitution et le tempérament du malade qu'il faut connaître, pour pouvoir connaître la maladie et arriver à la connaissance des moyens, agents ou substances propres à procurer le rétablissement de la santé; il faut de plus classer les maladies par systèmes et non par organes, les étudier dans les systèmes, dans celui avant tout où elles ont pris naissance, et comme l'effet unique et premier de la cause une fois produit, tous les autres varient selon la diversité des constitutions et des tempéraments, il suit qu'il est impossible de connaître une maladie en l'absence du malade, de faire une description exacte d'une maladie, de lui assigner des caractères propres à elle seule et plus impossible encore d'indiquer dans un ouvrage les moyens d'en procurer la guérison. Sydenham, qui pendant trente-cinq ans, dit-il, a souffert de la goutte sans pouvoir en arrêter les progrès, en a donné, il est vrai, une description admirable : mais il n'a décrit que la sienne.

Le système nerveux étant par sa nature le siége exclusif de toute sensibilité dans les rapports de l'individu avec les agents et les objets extérieurs comme dans ses rapports avec lui-même, est par cette raison toujours plus ou moins participant à toutes les maladies; il est l'agent intermédiaire entre la cause de la maladie et de ses effets d'un côté et l'action, la réaction de la force vitale et de ses effets de l'autre ; de plus il est, comme tous les autres systèmes de l'économie, atteint de causes qui occasionnent le trouble de ses fonctions ou l'altération des éléments qui constituent le fluide nerveux, en même temps qu'il peut être le siége d'affections de causes morales qui finissent par produire des maux physiques.

La science divise les maladies du système nerveux en névroses ou inflammations, et en asthénies nerveuses ou subinflammations ; les premières sont celles qui se produisent avec exagération, les secondes sont celles qui se produisent avec diminution de la sensibilité. La science rapporte les premières aux organes dans lesquels se produit l'augmentation de la sensibilité ou la douleur : crampes, palpitations, convulsions, épilepsie, chorée, tétanos, délire, hystérie, névralgie, hypocondrie, cardialgie, apoplexie nerveuse, etc.; aux autres elle donne les noms d'asthénies nerveuses, heméralopie, surdité, amaurose, glaucôme, collapsus, démence, idiotie, syncope, paralysie, etc., tous noms qui ne donnent aucune idée positive des choses. La science n'a pas observé que les maladies dans lesquelles prédomine l'action ou la réaction des forces vitales sont celles qui s'accompagnent de phénomènes de surexcitations du système nerveux; et quant à ces symptômes d'exagération de la sensibilité succèdent, dans le cours de la même maladie, des symptômes d'affaiblissement ou d'asthénie, ce n'est pas que la cause de la maladie n'est plus la même, ce sont les mêmes phénomènes de réaction des forces vitales qui, par leur impuissance, leur affaiblissement, dénoncent le triomphe de la cause de la maladie et de ses effets. Il n'y a donc pas des causes de maladies sthéniques ou inflammatoires du système nerveux et des causes contraires ou asthéniques; de plus, la science n'établit aucune distinction entre les affections du système nerveux qui consistent dans un simple trouble des fonctions et celles qui consistent dans la viciation du fluide nerveux; dans la rage, par exemple, comme dans d'autres maladies du système nerveux, il y a non-seulement trouble des fonctions, mais encore altération, viciation des éléments qui composent le fluide nerveux.

A l'instar du système nerveux, chacun des autres systèmes qui, par leur réunion ou leur combinaison, forment les organes , sont sous l'influence de causes qui peuvent occasionner ou le trouble de leurs fonctions ou l'altération de leurs humeurs ; tous et chacun réagissent à l'état de maladie comme à l'état de santé les uns sur les autres selon leurs rapports anatomiques , physiologiques ou sympathiques. C'est en général sur le système qui prédomine après lui dans le tempérament du malade que réagit le système le premier affecté. Ainsi le trouble premier des fonctions du système nerveux entraîne le trouble des fonctions du système sanguin ou de tout autre, comme le trouble des fonctions du système sanguin entraîne le trouble des fonctions du système nerveux, etc. Il en est de même des causes qui occasionnent l'altération première des humeurs de tel ou tel système, et les désordres qui dans ce cas en sont la suite deviennent d'autant plus graves que si la viciation d'un seul fluide suffit pour déterminer des lésions, des désorganisations souvent mortelles, à plus forte raison, quand l'action de plusieurs se trouve réunie et combinée dans un même organe. Telles sont les causes de ces maladies suivies d'accidents, de lésions , d'ulcérations, de désorganisations trop graves pour pouvoir se terminer par le rétablissement de la santé.

Pour pouvoir, dans l'état actuel des connaissances médicales, traiter de la thérapeutique, il faut admettre en principe, ou que les maladies sont, comme dit la science, des phlegmasies, des inflammations ou des subinflammations , mots qui ne donnent aucune

Idée compréhensible des choses, ou il faut admettre,
ce qui satisfait pleinement la raison, que les maladies
ne sont que des accidents dans le cours de la santé
et que ces accidents consistent dans le trouble ou
dans l'altération de la santé, dans le trouble des
fonctions régulières ou dans l'altération, la viciation
des humeurs. Si on admet que les maladies sont des
inflammations, on est logiquement conduit, afin d'en
procurer la guérison, à faire cesser l'inflammation,
système dont on a fait assez longtemps de nos jours
la sanguinaire expérience ; si l'on admet que les
maladies sont des subinflammations, cette supposi-
tion n'offrant aucune prise au raisonnement à l'égard
des moyens et des remèdes propres à faire cesser
les subinflammations, on ouvre la porte à toutes
les ignorances, à tous les préjugés, à toutes les
spéculations pharmaceutiques, chimiques, commerciales, industrielles, et le marchand de graine de
moutarde ou de purée de lentilles marche l'égal, aux
yeux de la foule, des plus intelligents et des plus
honnêtes médecins.

Si au contraire on admet la vérité de ce fait, que
les maladies ne consistent que dans le trouble ou
l'altération de la santé, on est conduit à reconnaître
que les causes des maladies sont évidemment les
mêmes que celles qui font et entretiennent la santé,
et que n'étant pas nécessairement par elles-mêmes et
pour tout le monde des causes de maladie, si elles
agissent sur d'aucuns dans un sens favorable ou
défavorable, c'est uniquement par suite de leur rap-

port avec la diversité des constitutions et des tempéraments ou par l'altération des éléments matériels qui les composent. On reconnaît par suite que les effets des causes des maladies ne consistent que dans l'exagération ou la diminution des phénomènes qui se produisent à l'état de santé. Dans l'état de santé, en effet, régularité de fonctions, nutritions et par suite épurations et éliminations de produits impurs, altérés, fermentescibles ou putrides ; dans l'état de maladie, trouble de la santé et production des mêmes phénomènes d'épurations et d'éliminations sans lesquels le rétablissement des fonctions régulières ne se fait pas, n'est pas possible. La raison trouve donc un point d'appui dans ce principe, que, pour pouvoir procurer la guérison des maladies, il faut avant tout faire cesser la cause et puis mettre en application, avec l'intention de venir en aide à la nature, les moyens, agents ou substances propres à procurer le rétablissement de la santé. Or, si, dans les rapports de l'individu avec les objets extérieurs, comme dans ses rapports avec lui-même, les agents qui entretiennent la vie et la santé sont les mêmes que ceux qui, selon la complexion de chacun, sont occasionnellement la cause des maladies, est-ce dans les officines pharmaceutiques ou dans les laboratoires des chimistes, ou les boutiques des industriels qu'il faut aller chercher les moyens de guérir les maladies?

Ce préjugé aussi ancien que les sociétés humaines qui consiste à attribuer à certaines plantes, à certains remèdes, aux médicaments aujourd'hui la vertu de guérir certaines maladies, un grand nombre de maladies ou toutes les maladies, domine tellement encore les esprits, qu'au dix-neuvième siècle la thérapeutique de la science officielle n'est pas plus raisonnable que celle du temps de Dioscoride. Si on n'attribue pas à l'écaille de hérisson la vertu de guérir la teigne, à la vipère la vertu de guérir les scrofules, à la crotte sèche de l'âne la vertu de guérir l'épilepsie, au bupreste la vertu de guérir l'hydropisie, à la roquette la vertu de faire faire des enfants, etc., on attribue cependant au quinine la propriété de guérir les fièvres et les maladies périodiques; à l'huile infecte de foie de morue, de raie, de squale, la propriété de guérir les scrofules, la phthisie, etc., à l'iodure de potassium la propriété de dissoudre les tumeurs, au colchique la propriété de guérir la goutte, etc. Il n'y a rien de changé dans les idées, le mot propriété est substitué seulement au mot *vertu;* on croit que les *médicaments*, en un mot, ont par eux-mêmes, par une action mystérieuse sans doute, la vertu de guérir les maladies. La cause de ces illusions est que ceux qui jusqu'à ce jour ont fait la science, impuissants, faute de principes, à se rendre compte de l'action et de l'effet des remèdes, se sont appuyés sur des guérisons, sur des observations, sur des faits, il est vrai; mais au lieu de les rapporter ces faits, ces guérisons, aux causes réelles qui les produisent, ils les ont attribués à la propriété, à la vertu inhérente aux médicaments.

Tel a été et tel est dans toute l'innocence de leur conviction le raisonnement des pharmacologistes ; nous avons démontré que tout corps, tout agent, toute substance, etc., ne produit qu'un seul effet sur ou dans l'économie dans des conditions données, effet favorable ou nuisible, et que cet effet ne peut que concourir, que venir en aide à la production de tel ou tel des phénomènes naturels nécessaires au rétablissement de la santé.

Si on se préocupait de la nécessité de prévenir les maladies; si les personnes qui éprouvent de légers accidents dans le cours de la santé y prêtaient attention, si on se garait autant que possible des impressions, des sensations désagréables; si on pouvait se faire à prendre les moyens bien simples et bien faciles de conserver la santé; si on mettait à ne point la dépenser follement un peu de ce soin que mettent les avares à ne point dépenser leur argent.., on éviterait une foule de maladies, et assurément les plus graves. Mais quand les maladies deviennent menaçantes, c'est-à-dire quand la fièvre, expression de la nature protectrice et conservatrice, se déclare, commence à réagir contre la cause pour l'expulser ou pour remédier à ses effets, alors sans raisonnement on se réfugie, négligeant en général tout ce qui fait la santé, dans l'emploi des drogues et des médicaments. Que si les malades viennent à recouvrer la santé par le travail naturel et la production des phénomènes que nous avons signalés, on attribue la guérison à la vertu, à la propriété

des médicaments; dans les cas contraires, les insuccès des mêmes médicaments ne nuisent pas à
la réputation de ceux qui passent pour les plus
héroïques et on a seulement recours à leurs *suc-
cédanés*.

Nous avons dit que c'est surtout à ces moyens, à
ces agents, à ces substances qui, modifiant favorablement les constitutions et les tempéraments, font
la vie et la santé, qu'il faut avoir recours avant tout
pour arriver à procurer la guérison des maladies
et non à ces substance auxquelles on donne, en con-
fondant les aliments avec les médicaments et les
médicaments avec les aliments et sans pouvoir définir ce que c'est qu'un médicament, le nom de
substances médicamenteuses, et la preuve, c'est que
dans toutes les maladies qui consistent dans un simple
trouble des fonctions, douleurs modérées, congestions
sanguines, séreuses, muqueuses, fluxions, engorgements, épanchements, etc., sans viciation des humeurs, il n'est pas nécessaire de recourir à l'emploi
de ces substances auxquelles on donne le nom de médicaments parce qu'on suppose qu'elles n'ont aucune
des propriétés des aliments. Le mot médicament tel
qu'on le comprend aujourd'hui dans la science ne
peut s'appliquer qu'à ces substances qui ont la propriété de neutraliser, de détruire les causes des maladies qui consistent dans la viciation héréditaire ou
occasionnelle des fluides, des humeurs, du sang, etc.
Nous ne savons rien, il faut l'avouer, sur la nature
des altérations des éléments qui composent les hu-

meurs, c'est chose qui ne tombe pas sous nos sens;
la chimie médicale ne nous apprend rien ou ne
nous fournit que des données hypothétiques, des
opinions controversées. Nous ne les apprécions, ces
causes de maladies, que par leurs effets, par leurs
symptômes ; et comme ces effets ne peuvent cesser
que par la cessation, la destruction de la cause
qui les produit, c'est en cela surtout, c'est pour
neutraliser ou détruire la cause de ces maladies
qu'il faut avoir recours à ce petit nombre de substances, empruntées au règne minéral surtout, qui
sont considérées comme n'ayant aucune des propriétés des aliments. Quant aux autres effets nécessaires à la production des phénomènes que suit
le rétablissement de la santé, effets de respiration,
de nutrition, d'épuration et d'élimination, il faut
les réclamer des agents et des substances dont nous
avons spécifié l'action ; ainsi l'air, la lumière, la
chaleur, le froid, le sec, l'humide, les aliments,
les boissons, l'exercice, le repos, le sommeil, la
veille, les habitudes, les sensations, les sentiments, les passions, etc., exercent une action supérieure à celle des médicaments, et, si on doit avoir
recours aux médicaments, ce n'est que dans le but
de les faire servir à la production des phénomènes
naturels nécessaires au rétablissement de la santé.
Ainsi dans les affections pulmonaires, par exemple,
soustraire le malade à l'action du froid, y substituer
une atmosphère convenable, la charger de substances propres à favoriser les épurations et les éli-

minations, c'est remplir les indications naturelles et thérapeutiques.

On lit dans les livres de médecine que la même cause agissant sur plusieurs individus produit des maladies différentes! La même cause produit toujours le même premier effet ; mais les autres, les effets consécutifs varient toujours selon la constitution et le tempérament de chacun ; d'où il faut tirer cette conclusion que ce n'est que par la connaissance des constitutions et des tempéraments qu'il est possible d'arriver à la connaissance des maladies.

Comme nous n'avons pour but que d'exposer des principes et de les livrer à l'appréciation du lecteur, nous nous bornerons à des considérations générales sur quelques maladies.

De toutes les causes qui occasionnent le trouble de la santé, la plus fréquente, la plus légère en apparence, la plus grave par ses conséquences, c'est l'action du froid, de l'air froid, de l'air froid et humide surtout sur la peau. Le froid, à certain degré d'influence relative à la constitution et au tempérament de chacun, occasionne le trouble des fonctions du système cutané, la suppression des transpirations et des sueurs, la répercussion des fluides impurs sans cesse éliminés dans l'état de santé. Il arrive dans ces circonstances que les orifices des vaisseaux du système exhalant qui viennent s'ouvrir dans la peau se resserrent, se contractent, se ferment sous l'action du froid ; les fluides qu'ils exhalent, éléments excrémentitiels de la nutrition, altérés, viciés, fermentescibles ou putrides, sont alors résorbés et dirigés naturellement de l'extérieur, de la peau externe vers la peau interne dont les fonctions lui font équilibre (les muqueuses), pour être rejetés au dehors par les organes des éliminations plus directes. C'est l'effet que chacun éprouve en se déshabillant à l'air froid; mais il arrive souvent, et l'habitude de vivre trop longtemps soustrait aux influences atmosphériques y prédispose, que ces mêmes fluides, au lieu d'être ainsi rejetés au dehors, s'égarent dans leur trajet par suite surtout de l'action trop vive de la cause, se portent, se ramassent sur telle ou telle partie, dans tel ou tel organe de préférence, selon les dispositions individuelles, et occasionnent ainsi des troubles de fonctions ou des altérations des humeurs de divers systèmes et par suite de divers organes, de sorte que l'action du froid est ainsi une des causes et les plus fréquentes des affections du système nerveux qu'on désigne sous les noms de névralgie, de méningite, d'apoplexie rhumatismale, etc. ; des affections du système cellulaire, phlegmons ; des affections du système lymphatique, scrofules ; des affections du système musculaire, rhumatismes; des affections du système muqueux, conjonctivite, rhumes, grippe, laryngite, bronchite, pneumonie, gastrite, métrite.. ; des affections du système séreux, pleurésie, peritonite, péricardite, arachnoïdite; des affections du système glandulaire, du système fibreux, du système synovial, du système cartilagineux, osseux, etc., goutte, cornéite, sclérotite, etc.

L'action du froid, de l'air froid est ainsi une des causes les plus fréquentes des maladies.

On donne dans la science le nom de rhumes ($\rho\acute{\epsilon}\omega$, je coule) à toutes les affections qui occasionnent la toux parce qu'on s'est figuré que c'était une goutte d'humeur viciée qui s'écoulait des parties, on en a fait le mot rhumatisme et on donne ce nom à des douleurs qui se déclarent dans les muscles surtout ; quelques-unes ont reçu des noms particuliers : torticolis, lumbago, pleurodynie, rhumatisme du cœur. On applique aussi ce nom à des douleurs qui se produisent dans les articulations, rhumatisme articulaire, noueux, goutteux, goutte ; la science n'a point encore de notions déterminées sur ces maladies produites par l'action du froid, et qui sont l'effet de la répercussion de la transpiration et des sueurs ; il faudrait les apprécier selon la diversité des constitutions et des tempéraments. Il est important de distinguer celles de ces affections dans lesquelles les fluides répercutés, quoique impurs eux-mêmes, n'occasionnent pas immédiatement du moins, l'altération d'autres humeurs; de celles qui consistent à la fois et dans le trouble des fonctions et dans la viciation des fluides. Il est plus facile de dire quelles indications il faut suivre pour procurer la guérison de ces maladies, ainsi que pour en prévenir le retour, que de les faire mettre en pratique par les malades. Il faut d'abord les soustraire à l'action de la cause, à l'impression subite du froid, aux courants d'air ; il faut que des vêtements convenables les protégent contre les variations atmosphériques; il faut modifier la nutrition de manière à favoriser les épurations ; il faut enfin faire cesser cette disposition des fluides à se porter de l'extérieur à l'intérieur, rappeler les transpirations à la peau et venir en aide ainsi et par les moyens convenables, aux éliminations d'où suit le rétablissement des fonctions régulières.

Ce qui paraît le plus difficile dans le traitement des névralgies, c'est de faire cesser les douleurs souvent intolérables; car il ne suffit pas de mettre en application les substances propres à calmer les surexcitations nerveuses, il faut les employer d'une manière méthodique, en alterner l'emploi avec celui de dérivatifs énergiques et en continuer l'action de manière que la douleur causée par les dérivations finisse par l'emporter sur la douleur première. Les auteurs recommandent, pour procurer la guérison des rhumatismes et des névralgies, mais sans indications précises : les saignées, les sangsues, les narcotiques, le camphre, la morelle, la belladone, le baume *nerval*, le baume *tranquille*, les cataplasmes, les vésicatoires, le froid, le chaud, les bains de vapeurs, la glace, l'onguent napolitain, l'électricité, etc.; de sorte que, comme on n'est dirigé par aucun principe, on est réduit à faire sans règle et sans méthode l'essai empirique de tous ces médicaments les uns après les autres, et si pendant cela il se produit naturellement des épurations et des éliminations inaperçues ou des crises, on attribue la guérison au remède dernier dont on a fait usage.

14

On donne le nom de goutte, de rhumatisme goutteux, articulaire, noueux, etc., à ces accidents qui se produisent dans le cours de la santé et affectent les parties qui composent les articulations. La goutte semble avoir pour cause, avant d'attaquer les os, le même principe, il est vrai, que le rhumatisme articulaire, mais sa nature est bien différente. La goutte est une affection de cause héréditaire ; elle consiste dans la transmission d'éléments fermentescibles. Les enfants ne sont jamais affectés de la goutte, les femmes le sont très-rarement avant la ménaupose, ce qui s'explique par les éliminations mensuelles. Le caractère propre de la goutte est d'affecter le tissu le plus dur de toute l'économie, le tissu osseux, d'en opérer la tuméfaction avec dépôt de matières tophacées ou crétacées. La goutte est une affection intermittente comme la cause qui en occasionne les accès; ces accès se terminent par des éliminations, des crises et le dépôt de matières excrémentitielles. La goutte est accompagnée pendant les accès de douleurs très-vives, qui s'expliquent par la nature même du siége qu'elle occupe.

Il est évident que le principe, l'élément, le vice goutteux dépend pour se développer de certaines conditions ou influences, puisque ce principe reste pendant de longues années à l'état latent, ce qui indique qu'il y a ou qu'il peut y avoir, selon les constitutions et les tempéraments, des moyens de prévenir ou de procurer la guérison de la goutte.

Est-il possible de guérir la goutte? c'est comme

si on demandait s'il est possible de détruire la cause
et de remédier à ses effets.

Il faut toujours revenir aux principes. La médecine
n'étant que la science et l'art réunis de venir en
aide à la nature, la question se réduit à savoir si la
nature seule procure quelquefois la guérison des
goutteux ; car on s'accorde à reconnaître que les
mille et mille remèdes préconisés jusqu'à ce jour ne
méritent aucune confiance. Si donc la nature procure seule quelquefois la guérison de la goutte, il
faut rechercher par quel travail, par quels efforts,
par quels moyens , par quels effets, par quelles
voies. Or, on rencontre un certain nombre de personnes qui, après avoir été pendant longues années
travaillées de douleurs et d'accidents de goutte qui
ont altéré, déformé les pieds, les mains, etc., en
sont venues naturellement à ne plus éprouver aucune douleur, aucun accès, aucune déformation
plus grave que celle de l'époque où ont cessé les
douleurs; nous en avons vu et nous en connaissons
plusieurs, ce sont des personnes âgées.

Il est donc possible en ce sens de procurer la guérison des goutteux, pourvu qu'on puisse avant tout
neutraliser ou détruire la cause, l'élément, le principe, le vice goutteux ; on y parvient par des moyens
très-inoffensifs, si le médecin s'applique à les mettre
en usage avec une sage direction.

On sait que ces médicaments, si redoutables en
apparence, auxquels on donne le nom de cathérétiques, de caustiques, etc., peuvent être amenés à n'agir

que comme astringents; par suite il est facile de les
réduire de manière à ce qu'ils n'exercent qu'une
action semblable à celle du brou de noix, par exemple, sur la peau. Il résulte d'expériences tentées sur
nous-même et sur un grand nombre de personnes
très-gravement affectées de la goutte aux pieds et aux
mains, qu'ainsi modérée l'action des cathérétiques
et des caustiques a pour effet de neutraliser, de détruire le principe goutteux, et comme répandu dans
tout le système affecté pendant les intervalles des
accès la nature, ne peut l'éliminer par les voies des
éliminations naturelles, elle le dirige avec d'autres
fluides vers les extrémités ; c'est sur les extrémités
qu'il faut appliquer les substances propres à procurer
la destruction du principe goutteux. Il faut, de plus,
diriger sagement l'emploi de ce moyen, le suspendre,
y revenir, le suspendre encore et s'aider de tous
autres propres à modifier favorablement la constitution et le tempérament des malades, à préparer
les épurations par la nutrition et favoriser ou produire les éliminations nécessaires. Sans doute il n'est
pas possible de remettre les pieds et les mains dans
l'état où ils étaient dans la jeunesse ; mais on fait
cesser les douleurs et les accès, on arrête les progrès du mal, et la goutte, après avoir attaqué les
extrémités, ne se porte pas, comme il arrive générale-
lement, sur les intestins, sur l'estomac ou sur d'autres organes.

Mais l'action du froid déterminant la répercussion
des transpirations n'est pas la seule cause occasion-

nelle des rhumatismes, des névralgies, de la goutte, les fluides répercutés par l'action du froid se portent ou peuvent se porter du système exhalant sur tel ou tel autre de préférence selon la prédominance du tempérament, sur certaines de ses parties, surtout sur les tissus cellulaires plus ou moins denses, les séreux, les fibreux, les muqueux, etc., et donner ainsi naissance à une foule de maladies auxquelles on donne les noms de laryngites, pharyngites, bronchites, pneumonies, péri-pneumonies, pleurésies, péritonites, péricardites, gastrites, gastralgies, entéralgies, etc., en un mot, l'action du froid peut être la cause de toutes les maladies qu'on dit de la tête, des yeux, des oreilles, de la gorge, des poumons, du cœur, de l'estomac, etc., etc. Or, quand, de ces maladies, celles qui consistent dans un simple trouble des fonctions ne peuvent se terminer par le rétablissement de leur régularité, elles deviennent causes d'accidents divers : épanchements, hémorrhagies, hydropisies, apoplexies, etc., et quand celles qui consistent à la fois et dans le trouble des fonctions régulières et dans l'altération des humeurs ne peuvent se terminer par des épurations et des éliminations, les éléments viciés échappant à l'action de la force vitale, les humeurs acquièrent, par suite de combinaisons diverses, une activité toujours plus grande, plus destructive, et elles deviennent ainsi causes de désordres, de lésions, d'ulcérations, de solutions de continuité, d'obstructions, d'oblitérations, de vices de conformation, de déviations, de rétré-

cissements, d'occlusions, de désorganisations, etc.,
fistules, fausses membranes, scrofules, rachitisme,
catarrhes, tubercules, phthisies, calculs, polypes,
fongus, squirrhes, cancers, carcinomes, cacochymies,
putréfactions ou gangrènes.

S'il est possible de prévenir les maladies et d'en
procurer la guérison tant qu'elles ne sont que des
maladies, si le médecin peut arriver à ce résultat
en prenant les moyens de corriger les constitutions,
de réformer les tempéraments et de faire cesser les
causes et de procurer les épurations et les éliminations nécessaires au rétablissement de la santé ; en
est-il de même à l'égard des accidents, des désordres,
des désorganisations organiques, dont ces mêmes
maladies deviennent causes ; et s'il est au pouvoir du
médecin de prévenir les maladies et d'en procurer
la guérison par l'emploi des moyens, agents ou substances propres à produire ces divers effets et en ap-
pliquant la raison, le raisonnement, l'observation,
les leçons de l'expérience, l'étude des faits et des
lois naturelles, à la connaissance des constitutions
et du tempérament du malade, ainsi qu'à la maladie,
à sa cause, à ses effets et à l'action, à la réaction de
la force vitale et à ses effets, peut-on croire, peut-on
supposer qu'une drogue, qu'un médicament simple
ou composé, mis en action sans règle, sans principe,
puisse par lui-même remplir toutes ces indications?

Les indications thérapeutiques sont dans toute
maladie les mêmes que les indications naturelles ;
il faut à l'égard des maladies dites aiguës, comme à

l'égard des maladies dites chroniques, employer tous
les moyens propres à procurer le rétablissement de
la santé; les agents atmosphériques, l'air surtout qui
fait partie de l'aliment, les soins et les précautions
hygiéniques, les substances diététiques et il n'est
besoin de recourir à l'emploi des médicaments proprement dits, que pour neutraliser ou détruire les
causes des maladies psoriques ainsi que leurs effets
et, dans quelques cas seulement, pour procurer des
éliminations par les voies naturelles.

De plus, il ne faut pas perdre de vue que les
maladies ont leur siége dans tel ou tel système,
qu'elles ont pris naissance dans un des systèmes de
l'économie, que de ce système elles se sont portées
et fixées sur tel ou tel organe, dans la partie de ce
même système qui concourt à le former. La maladie existe donc à la fois et dans le système et dans
l'organe affecté ; c'est donc et le système qui est
cause et l'organe qui est effet qu'il faut traiter, et
pour pouvoir procurer le rétablissement des fonctions dans un organe, il faut le procurer en même
temps ou auparavant dans le système ; de là l'indication d'agir avant tout sur la constitution et le tempérament du malade. D'après cela, est-il possible
de procurer la guérison de ces accidents, de ces désordres, de ces désorganisations dont les maladies
deviennent causes toutes les fois qu'elles ne peuvent
se terminer par le rétablissement des fonctions régulières ? Est-il possible, par exemple, de procurer
la guérison des catarrhes, de l'asthme, de la phthi-

sie, de l'hydropisie, du carreau, des kystes, des cancers, etc. ?

Les gens du monde qui ne savent pas que les maladies, que toutes les maladies qui se sont jetées et fixées dans un organe finissent, par suite de la viciation des humeurs, par altérer, corroder, détruire les tissus qui le composent, se persuadent, et c'est une croyance générale, qu'il est possible de trouver ou de composer un remède pour les guérir. Il est bon de leur faire observer qu'il faudrait pour arriver à ce résultat que ce remède pût comprendre non-seulement les agents et les substances propres à produire tous les effets nécessaires à la guérison de la maladie, mais encore il faudrait que ce remède pût opérer la régénération, la récorporation de l'organe pour qu'il pût procéder comme avant à l'exercice des fonctions qu'il est destiné à remplir. Si, par exemple, une cause quelconque a entraîné la suppuration, la destruction, l'expuition d'une certaine partie des poumons, quel remède pourra faire revenir ces organes tels qu'ils étaient auparavant ? Ainsi, il ne suffit pas de dire que telle maladie est un catarrhe, une phthisie, uue hydropisie, etc.; il faut, pour juger de la possibilité de la guérison, apprécier avant tout les désordres qui se sont produits jusqu'au moment où le malade réclame le secours du médecin, et comme la médecine ne peut être que la science et l'art d'imiter la nature et de lui venir en aide, il faut savoir dans quels cas, dans quelles circonstances, par quel travail et par quelles voies la

nature procure quelquefois la guérison de ces accidents, la cessation, la suspension de ces désordres,
de ces lésions, de ces altérations organiques, comment elle guérit les hémorrhagies, les hydropisies,
les catarrhes, l'asthme, la phthisie, etc.

Lorsque, par suite de l'action du froid, les transpirations, les sueurs se portent de la peau externe
sur celle qui tapisse les poumons et de là dans le
tissu pulmonaire, il se produit, par suite du mélange
et de la décomposition des humeurs, des expuitions
de matières altérées ou putrides ; c'est à ces accidents qu'on donne les noms de catarrhes, de phthisie
pulmonaire, de bronchorrhées, etc. Or, le catarrhe
pulmonaire, par exemple, ne se produit jamais in-
stantanément ; il est toujours et pendant longtemps
précédé de toux et d'expectorations. La nature procure cent fois la guérison de ces accidents avant que
l'affection devienne grave, et ce n'est souvent
qu'alors que les malades réclament les conseils plutôt que les soins du médecin. Quelles sont les indications qu'il faut suivre à l'égard des catarrhes pulmonaires ? Il faut placer le malade sous l'influence
des agents propres à modifier sa constitution et son
tempérament, le soustraire à l'action de l'air froid,
aux variations atmosphériques, aux courants d'air,
au passage subit du chaud au froid ; il faut qu'il
respire un air convenable et qui tienne en suspension les substances propres à procurer les épura-
rations et les éliminations pulmonaires ; il faut,
comme dans toute maladie, que le choix des ali-

ments vienne en aide aux épurations par la nutrition. On agit ainsi et sur la constitution, et sur le tempérament et sur la maladie. Mais pour engager le malade à se soumettre aux conseils du médecin, il faut faire appel à sa raison, il faut qu'il en sente la nécessité et qu'il sache *non pas avec quoi* on peut le guérir, mais l'effet qu'on veut obtenir des moyens, des agents et des substances qu'on met en application. Dans de telles conditions, on conduira le patient d'amélioration en amélioration à une sorte de guérison de la maladie. L'important est que le médecin possède des notions exactes sur les causes des maladies. Ainsi on donne dans la scolastique le nom de phthisie pulmonaire à des accidents qui, au lieu de constituer la maladie, au lieu d'en être, comme on croit, la cause, n'en sont que des effets. La phthisie pulmonaire est regardée comme une *lésion* du poumon qui tend à la désorganisation progressive, à l'ulcération de cet organe ; on l'attribue à des tubercules (phthisie pulmonaire), à une matière granuleuse, à des concrétions crétacées d'un blanc jaunâtre, et on est persuadé que le corpuscule ou l'élément tuberculeux est la cause des symptômes qui se produisent dans le cours de la phthisie pulmonaire.

La phthisie pulmonaire a la plus grande analogie avec la goutte ; elle n'en diffère que par la nature de la viciation des éléments qui constituent le principe phthisique ; elle est comme la goutte une maladie de cause héréditaire. L'élément, le vice phthisi-

que comme le vice goutteux existe pendant des années
à l'état latent ; il peut se produire dans certaines
conditions, sous certaines influences et ne pas se
produire dans d'autres. Comme le principe goutteux,
le principe phthisique donne naissance à des produits, à des matières concrescibles, crétacées (tubercules). Les tubercules n'existent pas avant les
symptômes qui caractérisent la goutte et la phthisie,
ils n'en sont que les produits : d'où on doit tirer cette
conclusion qu'en réformant, dans l'enfance et dans
la jeunesse, la constitution et le tempérament des
enfants nés de parents phthisiques, en les plaçant
dans les conditions et sous l'influence des agents
propres à prévenir le développement de ces maladies,
en veillant surtout à la nutrition et par suite aux
épurations et aux éliminations, on peut sûrement
arriver à prévenir ces maladies, et dans certains
cas à les guérir ; mais il ne faut pas s'attaquer aux
tubercules et croire que pour guérir les phthisiques
ce sont les tubercules dont il faut procurer la guérison. L'expérience et les faits confirment tous les
jours cette observation. Les maladies dites psoriques
ou herpétiques n'empruntent en général leur gravité, comme la plupart des autres, qu'à la prédominance du système lymphatique : un coup, une
chute, une égratignure, une déchirure à la peau,
entraîne chez les enfants et les personnes lymphatiques des accidents nuls à l'égard de ceux chez
lesquels prédomine le système sanguin ou le système
nerveux. De là l'importance de modifier la constitu

tion et de changer le tempérament en faisant prédominer le système nerveux et le système sanguin sur le système lymphatique, ce qui est le seul moyen d'établir entre eux un certain équilibre. Pourquoi les enfants d'un père ou d'une mère phthisique ne sont-ils pas tous atteints de la même affection, puisque tous en ont apporté le germe en naissant? C'est que les agents, tous les agents qui contribuent à l'entretien de la vie et de la santé ont produit, dans des conditions différentes et fortuitement d'heureuses modifications; c'est que les excitants de toute nature, de toute sorte préjudiciables aux tempéraments nerveux et sanguins sont au contraire favorables aux tempéraments lymphatiques. C'est donc sur la constitution et sur le tempérament qu'il faut agir afin de prévenir les maladies et de les guérir.

L'asthme est une affection qui tient à la fois et du rhumatisme et de la névralgie, souvent aussi de la goutte. On comprend par quelles indications il est possible ou de faire cesser les accès ou de les prévenir. On suppose que les accès se produisent subitement, inopinément; mais il en est ainsi à l'égard d'un grand nombre de maladies dans lesquelles la cause n'entraîne que lentement l'explosion de ses effets.

Pourquoi n'est-il pas possible de procurer la guérison de la rage, des cancers, des carcinômes, etc. ? La rage, parce que la maladie ne fait explosion, c'est-à-dire parce que la nature protectrice ne réagit que quand il n'est déjà plus temps, parce que le vice

rabique a entraîné des désordres trop graves et
pendant longtemps sourdement vicié le fluide nerveux, et que la nature étant impuissante, la science
et l'art le sont nécessairement aussi ; il en est de
même à l'égard des affections cancéreuses (1).

La science actuelle, posant en principe que toutes
les maladies sont le produit de lésions organiques,
quand les faits démontrent que les lésions organiques ne sont que les effets de la viciation des humeurs, s'égare nécessairement à l'occasion des
maladies de causes psoriques héréditaires ou occasionnelles. Par exemple, elle enseigne que les dartres, les fièvres éruptives sont des maladies de la
peau ; on distingue les dartres en furfuracées, squam-
meuses, crustacées, pustulentes, rongeantes, etc.

Il suffit, pour faire voir la légèreté de ces classifications, d'observer que ces formes diverses qu'affectent les humeurs viciées éliminées par la peau et
qui sont le produit de la concrétion d'exsudations
au contact de l'air, n'existeraient pas si on prenait
le soin de les empêcher de se former. C'est ainsi que
de simples lotions émollientes ou résolutives suffisent
avec les soins hygiéniques et diététiques pour *gué-*

---

(1) On lit tous les jours dans les journaux de médecine et autres cette exclamation : « On ne trouvera donc pas un remède pour
guérir la rage, pour guérir le cancer, pour guérir le choléra, pour
guérir l'épilepsie! » Ou : « Il faut espérer qu'on trouvera un remède
pour guérir la rage, etc. » On ne comprend même pas que si
on pouvait trouver un remède pour chaque maladie, personne assurément ne mourrait ; ce serait l'immortalité !...

rir la teigne, en dissoudre les symptômes et prévenir
le retour des mêmes accidents quand on a eu soin
d'en faire cesser la cause.

Les principes que nous venons d'exposer sont, il
est vrai, en opposition avec les idées qui ont dominé
jusqu'à ce jour. A la vertu, à la propriété des médicaments pharmaceutiques ou chimiques, nous sub-
stituons l'action spéciale des moyens, des agents et
des substances propres à modifier favorablement la
constitution et le tempérament ; et comme il n'y a
pas une seule maladie qui se termine ou qui puisse
se terminer autrement que par la cessation de la
cause et la production de phénomènes naturels d'é-
purations des humeurs et d'éliminations de produits
altérés, viciés ou putrides, nous résumons la thérapeutique dans l'emploi méthodique des moyens,
agents ou substances propres à concourir à la production de ces effets ainsi qu'au rétablissement des
fonctions régulières, c'est-à-dire de la santé, et non
dans l'emploi à peu près exclusif de drogues, de
formules, de préparations pharmaceutiques, chimiques, commerciales, industrielles, etc. C'est enfin,
selon nous, la saine raison substituée à un aveugle
empirisme.

Si quid novisti rectius istis,
Candidus imperti si non, his utere mecum.
(Hor.)

Cette doctrine n'est assurément pas nouvelle.
Elle n'est que l'application de ce principe de l'école
des Asclépiades : *C'est la nature qui guérit les maladies,*

et la médecine n'est que l'art de venir en aide à la nature.
Si les Asclépiades faisaient jurer à leurs initiés de
ne point révéler leur science aux profanes, c'est
qu'ils regardaient avec raison comme des profanes
ceux qui s'abandonnent à des spéculations chiméri-
ques. Pour donner à ce principe une éclatante confirmation, nous nous sommes attaqué à ces accidents
que les médecins ont compris sous le nom de maladies des yeux, à ces affections qui entraînent la
perte de la vue et qu'on désigne sous le nom *d'oph-
thalmies*, de *cataractes*, de *glaucome*, d'*amblyopie*,
d'*amauroses*, etc., à l'égard desquelles la science
séculaire accuse son impuissance.

Il est évident, en effet, que si, au lieu de se soumettre aux lois de la nature à l'état de maladie,
comme on est forcé de le faire à l'état de santé; si,
sous le prétexte de science, on vient leur substituer d'autres lois, les interpréter chacun à sa manière, les plier à tel ou tel système, à telle ou telle
opinion préconçue, la thérapeutique ne sera jamais
que ce qu'elle a été jusqu'à ce jour, *ægri somnia*, des
rêves de cerveaux malades... Si, par exemple, les médecins acceptent d'un maître, sans réflexion et sans
raisonnement, que les maladies sont des *inflammations*, des accidents *inflammatoires*, les oculistes de profession auxquels ils abandonnent les personnes affectées de maladies graves des yeux, exagérant les opinions de leurs maîtres, prétendront les uns, que pour
les guérir, il faut *exanimer* les patients, les autres,
et cette idée est d'importation germanique, qu'il

faut saturer les malades de MERCURE , par la raison
que la *plasticité* du sang étant la cause de l'inflammation, le mercure, *continué pendant un temps assez
long, produisant tous les effets du* SCORBUT, *tels que ec-
chymoses, ulcères, hémorrhagies*, etc. (textuel). Cet
agent remédie à la plasticité du sang, à la cause de
l'inflammation et procure ou doit procurer la guérison des maladies des yeux ! Mais comme par cette
ingénieuse théorie on ne peut pas parvenir à guérir
les personnes qui perdent la vue, celles qui sont
affectées de ce qu'on appelle une *cataracte*, un *glaucome, une amblyopie, une amaurose*, etc. , au lieu de
suspecter le système qu'on met en application ; on
condamne les malades à se laisser devenir aveugles,
on les soumet à des traitements impossibles et on les
réserve pour servir d'expérience à des manœuvres
chirurgicales. Tel est le faire des oculistes !

Mais s'il est vrai qu'il est possible de revenir à
des doctrines plus sages, à des idées plus conformes
à la raison individuelle, à l'observation attentive
des lois et des faits naturels ; s'il est vrai que les
maladies ne sont que des accidents dans le cours
de la santé ; s'il est vrai qu'il n'y a pas de maladies
des yeux, c'est à-dire de maladies qui se forment et
se développent dans les yeux; si les maladies *dites*
des yeux sont toujours la suite, l'effet de maladies
générales, de congestions, fluxions, rhumatismes,
névralgies, vices des humeurs, dartres, teignes, scrofules, goutte, syphilis, etc., etc., chose qu'accusent toujours les malades eux-mêmes ; si donc les

maladies *dites* des yeux sont toujours causées par des maladies antécédentes, il est évident qu'elles ne réclament pas des connaissances thérapeutiques spéciales et que l'oculiste tel qu'il se comprend et qu'on le comprend, ne saurait exister.

Pour pouvoir procurer la guérison de ces accidents qu'on désigne sous le nom de *maladies des yeux*, il faut pouvoir empêcher les maladies qui en sont la cause de se porter, de se fixer sur l'organe de la vue ; il faut non pas les dériver, mais les RÉVULSER ; on arrête ainsi le développement des accidents qu'elles produisent, l'affection, et par suite le trouble ou l'affaiblissement de la vue reste stationnaire ; il faut, de plus, pouvoir modifier favorablement la maladie constitutionnelle (chronique) qui a affecté plus spécialement telle ou telle des parties des organes de la vision, comme elle aurait pu le faire à l'égard de toute autre par les raisons que nous avons données, il faut en procurer la guérison et remédier tant et autant qu'il est possible aux accidents, aux désordres qu'elle a occasionnés. Par suite de ces indications et par l'emploi des moyens agents ou substances propres à les remplir, on procure facilement au début et pendant leur développement la guérison des affections qui causent le trouble, l'altération, l'affaiblissement et la perte de la vue ; la guérison de *l'ophthalmie*, ce mot veut dire œil malade ; des *cataractes*, ce mot veut dire vue trouble ; du *glaucôme*, ce mot veut dire œil verdâtre ; de *l'amblyopie*, ce mot veut dire œil obtus, émoussé, etc. ; mais on ne procure pas la guérison de *l'amaurose,* ce mot veut dire obscurité, cécité, parce que la cécité ou l'amaurose n'est pas une maladie mais la terminaison d'une maladie par la destruction de certaines des parties nécessaires à l'accomplissement des fonctions des organes de la vision. Il ne faut pas croire que les accidents qui se produisent sur telle ou telle partie des yeux n'ont aucun rapport les uns avec les autres ; que la cataracte, par exemple, est une affection spéciale et consiste uniquement dans l'altération de la transparence du cristallin, le glaucome dans la décomposition de l'humeur vitrée, etc. Pour porter un diagnostic éclairé, il faut juger la constitution et le tempérament du malade et apprécier la maladie qui est cause ainsi que tous les désordres qu'elle a occasionnés dans les diverses parties des organes de la vue.

Ainsi, c'est au début et pendant leur développement qu'il est au pouvoir de la médecine de procurer la guérison des affections qui entraînent le trouble, l'altération, l'affaiblissement et enfin la perte de la vue ; mais quand les malades sont devenus aveugles (excepté à l'égard des cataractes récemment complètes, à l'égard de celles surtout auxquelles on donne le nom de *cataractes lenticulaires*) , la médecine est impuissante, parce qu'elle ne peut remédier à la destruction des parties des organes nécessaires à la vision.

Pourquoi est-il possible de procurer la guérison des cataractes alors même que les malades ne voient plus à lire, à écrire ou même à se conduire? Parce que la nature en procure seule et souvent la guérison ou les rend stationnaires....; parce que ce sont des accidents de cause intermittente, comme les maladies qui les produisent. Ainsi c'est, en résumé, parce qu'on n'a pas connu les maladies et les causes des affections qui entraînent la perte de la vue, parce qu'on a confondu les *maladies des yeux* avec les maladies qui se portent, se fixent sur les diverses parties de l'organe de la vue, qu'il n'a pas été possible d'arriver à la connaissance des indications curatives et des moyens de les remplir.

Afin d'affirmer les principes de la doctrine que nous venons d'exposer, nous en avons fait depuis vingt ans l'application aux maladies et spécialement aux désordres qu'elles entraînent quand elles se portent sur les diverses parties de l'organe de la vision, et si nous avons acquis une certaine réputation, elle est du moins honorable, car nous ne la devons qu'à la logique des faits et à la gratitude de nos clients.

Sit bonus et doctus, lucrum medicina parabit
Sufficiens domino, morbos que fugabit.

TABLE DES MATIÈRES

Paris. — Imp. Félix Malteste et Cⁱᵉ, rue des Deux-Portes-Saint-Sauveur, 22.